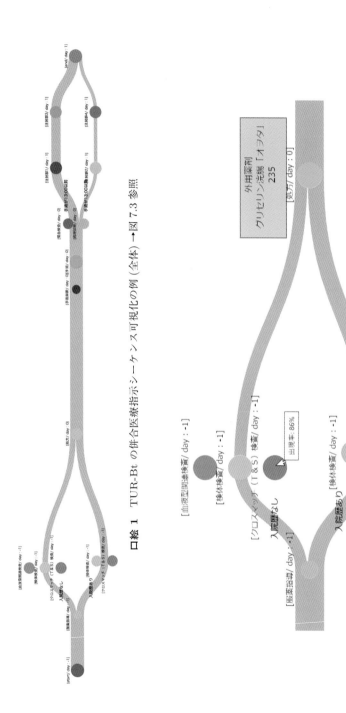

口絵 1　TUR-Bt の併合医療指示シーケンス可視化の例（全体）→図 7.3 参照

口絵 2　TUR-Bt の併合医療指示シーケンス可視化の例（部分）→図 7.4 参照

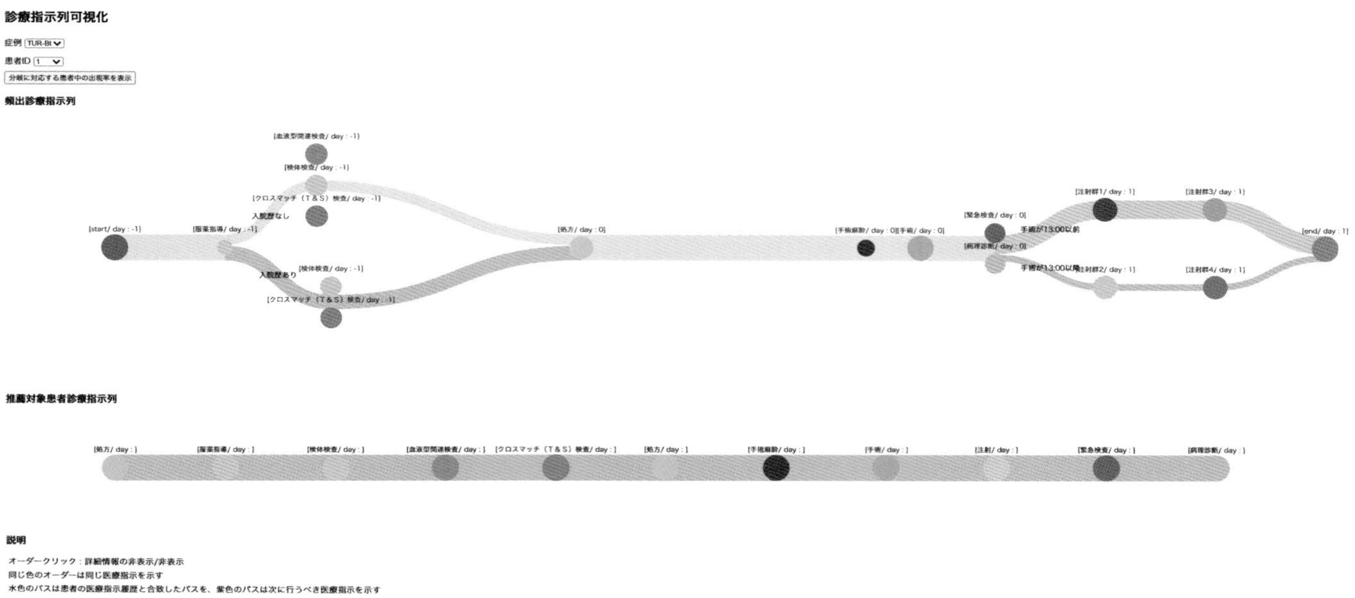

診療指示列可視化

症例「TUR-Bt」
患者ID「C」
（3例に対応する患者の出現確率を表示）

抽出診療指示列

推薦対象者診療指示列

説明

オーダークリック：詳細情報の非表示/非表示
同じ色のオーダーは同じ医療指示を示す
本色のパスは患者の医療指示履歴と合致したパスを、実色のパスは次に行うべき医療指示を示す

口絵 3　TUR-Bt における推薦を可視化した例→図 7.5 参照

電子カルテ
データ解析

医療支援のための
エビデンス・ベースド・アプローチ
——

Electronic Medical Record Data Analysis

Evidence-Based Approaches for Medical Support

横田 治夫 著

共立出版

まえがき

人に託しては，我本意も通しかたく，已事なく拙陋を 顧 すして，自ら書
綴れり.

——杉田玄白[1]

知識の記録と共有

　古来より人類は，薬，医療を発展させ，それらを知識として記録し，次世代
に継いできた．そのような知識はターヘル・アナトミア[2]のように書籍として
残され，現在でも多くの医学論文や医学書が出版されている．その知識の基と
なっているのは，医療従事者が日々残してきた医療行為の記録である.

　医療機関における各個人に対する医療行為の記録はカルテという形で残され
るのが常である．近年では，医療の電子化が進み，カルテも電子化されるよう
になってきている．日本でも多くの医療機関で電子カルテが導入され，病床数
の多い大手の病院であれば導入率は 8 割を超えている [3]．高齢化が進むなか
で様々な疾病のための通院が増えると同時に，健康指向の高まりや制度的背景
から，健康診断や人間ドックを受診することも習慣化し，電子カルテを用いた
医療を受ける機会も拡大している．実際に診断を受ける際に，医師が患者に問
診をしながら紙のカルテに書き込むのではなく，ディスプレイを前にして問診

---

[1] ターヘル・アナトミアの翻訳に携わった杉田玄白が，訳者の一人である前野良沢が名前を出
すのを拒んだことを気遣いながら，未解難解の部分を残しても『解体新書』を上梓した自ら
の態度に関して晩年述べた一節（「蘭学事始下之巻」和蘭医事問答 (1795)）．『蘭学事始』
(杉田玄白／片桐一男 全訳注)[1]p.119 より．参考：『蘭学事始』(杉田玄白／菊池寛)[2].
[2] ターヘル・アナトミア自体は解剖学書なので，カルテにおける医療行為の記録とは少し違
うが，ここでは次世代に継ぐ知識の伝播のための媒体という意味で挙げている.

した内容をキーボードから打ち込んでいる姿を見ることも珍しくない.

　電子カルテの導入により，医療機関は大量の紙のカルテを保管する場所を確保する必要がなくなり，カルテに記録された内容を容易に検索することが可能になった．さらに，カルテを管理する効率も向上し，多くの関係者間でカルテの情報を共有することも容易になった．そのような医療現場での日常の活用は，電子カルテの一次利用と呼ばれる.

　一次利用だけでも大きな効果はある．それと同時に，電子化されコンピュータで処理可能な対象となったのであるから，情報処理技術を駆使して，蓄積された電子カルテの内容を解析するといった二次利用も可能となってきている．一次利用が進むことで増大する医療ビッグデータを解析することによって，新たな知識の発見やその共有も期待できる.

　本書は，そのような電子カルテの二次利用に向けて，電子カルテを解析するための知識の共有を目指す．実際に電子カルテの解析に取り組むことを志向している情報技術者はもちろん，二次利用の効用が期待される医療現場に関連する医師，看護師，医療技師，医療機関経営者等々，さらには医療情報利用に興味をもつ患者やその関係者といった一般の方々も想定してまとめている.

医療支援に向けて期待される効果

　本書の対象とするものは，あくまでも電子カルテの二次利用による医療の支援であり，自動診療のような医療従事者に代わる技術を目指したものではない．実際に，電子カルテに記載された各種データを解析することで，医療支援としての多くの効果が期待できる．特に，多数の患者の電子カルテを解析することにより，それまでには見えていなかった事柄が明らかになることが期待でき，それは，医療関係者だけでなく患者に対しても，大きな波及効果を及ぼすことになるだろう.

　例えば，ある療法に対する検査，投薬，施術等の標準的な医療行為を順序付けしたものは，クリニカルパスと呼ばれる．「この療法は普通はこの手順で行う」といった知識を，医療従事者が共有することは重要であり，従来，そのようなクリニカルパスの内容は，医療従事者の経験に基づいて決められることが一般的であった．しかし，電子カルテに残る医療指示の履歴を解析することで，

当該の疾病に対して高い頻度で行われてきた医療行為の順番を導出することが可能となる.

複数の患者の電子カルテの履歴を解析して得られた頻出する医療行為の順序と,これまで医療従事者の経験に基づいて決められてきたクリニカルパスとを比較することによって,クリニカルパス改善への可能性も期待される.検査結果や年齢,性別等を考慮した細かいクリニカルパスの設定も想定できる.あるいは,次に行うべき医療行為の候補の推薦といった医療支援も可能となる.また,冗長な医療行為の抽出による入院期間の短縮や,的確な薬剤の選択への支援等も期待できる.医療行為列の違いによるコストや安全性の評価が,安全性を担保しつつ医療費の削減に向けた効率化につながる.それは,高齢化にともなう医療費高騰の抑制効果にもつながっていく.

さらに,従来のクリニカルパスは医療機関ごとに決められることが一般的であったが,複数の医療機関の電子カルテを統合して解析することで,異なる医療機関の間でも知識の共有ができ,総体としての医療のレベルアップにもつながる.医療の進歩は目覚ましく,新たな治療薬や治療方法が日々開発されており,進歩に合わせたクリニカルパスの改善も必要となる.より早く適切なクリニカルパスを決めるために,多くの医療機関での医療行為の試行結果を解析することが期待される.実際に,複数の医療機関の電子カルテを統合して二次利用を行う試みとして,「千年カルテプロジェクト」[4] が始動している.詳細に関しては,本書の 4.4.5 項を参照されたい.

電子カルテのデータは,上述のクリニカルパスの改善支援だけではなく,看護記録の解析による看護の改善支援や,投薬記録の解析による投薬の改善支援など,様々な医療行為支援への適用が期待できる.さらには,電子カルテだけでなく,一般の家庭における体重計,血圧計,脈拍計測器等によって収集された健康・介護等のための生理計測データと組み合わせることで,受診アラート等の応用へ発展させていくことができる.

例えば,近年ではリストバンド型のウェアラブル機器による心電図用データの測定が可能になり,狭心症へのアラートも期待される.また,感染症の診断には,通院前の体温等の計測データが重要である.そのほか,昨今の COVID-19 の蔓延により,自宅や軽症者宿泊施設で待機している患者の動脈血酸素飽和度

と脈拍を計測可能な軽量のパルスオキシメーターも注目を集め，即時性のある
データ解析が求められている．

個人的な背景

　筆者のバックグラウンドはデータ工学と呼ばれる分野で，データベースシス
テムを中心に，様々な情報をいかに蓄積し，それらをいかに活用するかを研究
の対象としてきた．そのような研究の一つとして，オフィスワークに関する情
報を蓄積して，そこからオフィス内のワークフローを検出し，次の作業の推薦
につなげる取り組みなどをしてきた．そのようななかで，インテル株式会社の
船木春重氏の仲介で，宮崎大学医学部附属病院医療情報部 (当時) の荒木賢二教
授と知り合う機会を得ることができた．

　宮崎大学医学部附属病院は，荒木教授を中心に，早くから電子カルテの導入
に取り組み，独自の電子カルテシステムである IZANAMI[5] 等を開発し，運用
してきた実績がある．荒木教授は，胸部外科の医師であると同時に，京都大学
医学部の吉原博幸名誉教授とともに，上述の「千年カルテプロジェクト」を推
進してきた中心メンバーでもある．電子カルテの二次利用の一つである医療行
為のシーケンス解析において，筆者が行ってきたワークフロー解析の知見を活
かすことができると考え，荒木教授と一緒に電子カルテの解析を進めることに
した．

　その後，宮崎大学医学部附属病院で蓄積されている実電子カルテのデータを
利用させてもらいながら，電子カルテの解析に関する研究を進め，口頭発表や
論文等で外部発表を行ってきた．さらに，次世代医療基盤法が施行され，複数
の医療機関の医療情報を二次利用するための枠組みも整ってきた．そのような
なかで，電子カルテの解析を対象に系統立てて解説する書籍がないことに気が
ついた．

　今後，電子カルテの解析はますます重要性を増し，多くの解析が必要となる
と考えたとき，どのように解析すればよいかをまとめておくことが重要になる
と思われる．そこで，本書では，データ工学の研究者の立場から，まずは，カ
ルテを含む電子化される医療・健康・介護情報について概観し，カルテを電子
化するメリット，電子化において考慮すべき点と，電子カルテをめぐる状況等

に触れる．その後，電子カルテの解析手法とその活用であるデータに基づく医療支援について解説し，実電子カルテ解析の現状を述べ，課題と今後の展望をまとめてみることにした．

医療現場で活用するためのエビデンス

近年，様々な場面で機械学習あるいは深層学習への関心が高まっている．医療履歴や生理計測データに基づく推薦や医療受診アラートのためにも，有力なアプローチの一つである．ただし，医療行為の改善提案等においては，なぜそうすると良いのか，提案の理由が必ず求められる．現在注目を集めている深層学習は，学習によってニューラルネットワークの重み付けを変えていくことで，パターンにマッチする出力を選ぶものであり，ある種のブラックボックスとなっている．そのため，十分な理由付けが難しいという性質をもつ．医療現場において，理由付けのない情報を頼りにすることは難しい．すなわち，単純に深層学習を電子カルテに適用するだけでは不十分といえる．説明可能な深層学習の研究も進められており，理由付けができるようになる可能性が期待される．

その一方，電子カルテの文書内の単語や，薬剤，医療指示，検査項目といった対象の発生頻度，その発生順序の頻度の解析に基づくアプローチは，統計的なエビデンスベースという位置づけとなり，なぜそのような結果が得られたかという理由を履歴を基に説明することが可能である．

医療従事者によって記述された記録の中の重要な単語の発生頻度や，単語の組み合わせの頻度，あるいは投薬される薬剤の組み合わせの頻度，さらには検査項目を含む医療従事者からの医療指示発生シーケンスの頻度を解析することで，医療の改善に結び付けられるような情報を抽出することができる．それらは，テキストマイニング，データマイニング，シーケンシャルパターンマイニングと呼ばれ，本書におけるデータ工学的な解説の対象の中心となっている．詳細は第5章を参照されたい．なお，第5章を含むいくつかの章で，簡単な式やアルゴリズムの説明をしているが，そのような記述を得意とされない読者には，読み飛ばしていただいても電子カルテ等による医療支援のイメージは持っていただけるように心掛けた．

医療データ解析の特徴

例えば電子カルテ中の医療指示のシーケンスの頻度を解析するアプローチに
おいて，既存のシーケンシャルパターンマイニングの手法を単純に電子カルテ
に適用しただけでは，医療支援に向けた十分な情報が得られないことが，これ
までの経験からわかってきた．具体例としては，医療指示シーケンスの分岐の
発生理由や，分岐の選択のための情報は，従来のシーケンシャルパターンマイ
ニングの技術のみでは得ることができない．そのための工夫が必要で，新たな
手法の提案も行われている．また，検体検査の検歴データを扱う際も，多項目
の検体検査の結果により次の検査項目を推薦する場合などでは，従来の手法の
延長では不十分で，新たな工夫が求められる．本書で紹介するそれらのデータ
工学的な工夫は，電子カルテ解析だけでなく，ほかの解析にも広く適用できる
と認識している．

加えて，解析結果を医療従事者や患者等の関係者にわかりやすく伝えること
も重要である．例えば，得られた頻出の医療指示のシーケンスやそのバリアン
トをどのように見える化するかは，医療現場での活用に大きく影響する．解析
結果を実際に利用する医療従事者を想定して可視化することが求められる．

また，最新のウェアラブル機器を含む IoT 機器による電子生理計測データの
扱いにも，工夫が求められる．電子カルテデータやそれらの電子生理計測デー
タを扱う場合，消失や改竄を防ぎながらプライバシーを保護する方法等も考え
なくてはならない．消失や改竄を防ぐためには，ブロックチェーンの技術を適
用することも想定される．プライバシー保護という面では，匿名化や情報セ
キュリティ確保も重要となる．これまで我々が研究で利用してきた宮崎大学医
学部附属病院の電子カルテデータや，「千年カルテプロジェクト」で用いる電
子カルテデータに関しても，細心の注意を払いながら，大学の倫理委員会で認
められている形で進めている．

さらなる発展への期待を込めて

医療に関する情報の解析対象としては，電子カルテのほかに，レントゲンや
CT，MRI といった医用画像の解析や，遺伝子治療のための DNA 解析，さら
には診療報酬明細であるレセプトの全国規模データベースによる医療動向の解

析などがある．

　医用画像の解析では，深層学習による癌の部位検出などの研究を基に，実際の現場への導入が進んでいる．それらの医用画像解析に関しては，アプローチが異なることから，解析方法の詳細は他書に譲ることにする．それらの医用画像解析の結果と，本書で説明する電子カルテの解析技術の組み合わせによって，さらなる発展につながることを期待している．前述したような，健康・介護の分野で注目を集めている，介護施設や自宅で計測される体温，体重，血圧，脈拍等の情報を有効利用して，医療機関での治療に結びつけることも，近い将来に可能になると思われる．

　情報分野の研究に携わる者として，医療・健康・介護分野における情報技術を活用した研究をさらに発展させることで，人々の健やかな生活のために少しでも貢献できることを願っている．その一環として，医療従事者とは異なるデータ工学の観点から電子カルテ解析に関する内容をまとめることが，二次利用のための研究開発を活性化させ，医療・健康・介護分野における情報技術活用の次のステップに向けたアプローチになることを願って，本書を執筆することにした．

目　　次

まえがき ———————————————————————————— iii

第1章　電子化される医療・健康・介護情報 ———————— 1
1.1　電子化の対象　　1
1.2　カルテ　　4
1.3　検歴データ　　10
1.4　医用画像データ　　13
1.5　遺伝子データ　　15
1.6　クリニカルパス　　16
1.7　レセプト　　17
1.8　生理計測データ　　20

第2章　電子化のメリット ———————————————— 23
2.1　メリットの全体像　　23
2.2　スペース効率改善　　25
2.3　情報アクセス性改善　　27
2.4　管理効率改善　　29
2.5　共用効果　　30
2.6　二次利用の効果　　31

第3章　電子化で考慮すべき事柄 ———————————— 34
3.1　医療・健康・介護情報の扱いの指針と技術　　34

3.2　安全な情報の保存と交換の指針　35

　　3.2.1　電子保存の三原則　35

　　3.2.2　プライバシー保護の指針　36

　　3.2.3　次世代医療基盤法　38

3.3　安全な情報保存のための高信頼性設計　40

　　3.3.1　ディペンダブルなシステムの実現　40

　　3.3.2　情報の記憶におけるディペンダビリティ　41

　　3.3.3　ブロックチェーン技術　43

3.4　プライバシー保護のための技術　44

　　3.4.1　仮名化・曖昧化・匿名化　44

　　3.4.2　解析における曖昧化の影響　46

3.5　情報セキュリティのための技術　47

　　3.5.1　暗号化と解析　47

　　3.5.2　公開鍵と共通鍵の組み合わせ　49

　　3.5.3　電子署名　52

　　3.5.4　暗号データの共有　53

　　3.5.5　暗号データの検索　55

3.6　医療情報データベースに関する技術　58

　　3.6.1　医療情報データベースのモデル　58

　　3.6.2　トランザクション処理と解析処理　60

　　3.6.3　医療・健康・介護情報の OLTP と OLAP　62

　　3.6.4　医療ブロックチェーンと二次利用　64

第4章　電子化をめぐる状況 ————————————— **67**

4.1　電子化の効果の浸透　67

4.2　電子カルテシステム　69

　　4.2.1　国内の導入の推移と地域による違い　69

　　4.2.2　海外との比較　71

4.3　医療情報システム　72

　　4.3.1　オーダリングシステムの導入の推移　72

　　4.3.2　電子レセプトシステムの導入率　73

　　4.3.3　情報システム間の連携　73

4.4　二次利用に向けた動き　74

　　4.4.1　電子カルテ中のテキスト解析　75

　　4.4.2　電子カルテ中の項目解析　76

　　4.4.3　医用画像解析　78

　　4.4.4　レセプト解析　78

　　4.4.5　機関間連携　79

第5章　電子カルテの解析手法 ——————————— 82

5.1　電子カルテからの知識の発掘　82

5.2　電子カルテ解析の前処理　84

　　5.2.1　電子カルテにおける入力のゆれや誤り　84

　　5.2.2　自動検出と訂正のアプローチ　85

　　5.2.3　プライバシー保護のための前処理　86

5.3　診療記録・看護記録等の解析　87

　　5.3.1　テキストマイニング　88

　　5.3.2　電子カルテのテキストマイニングの適用例　91

5.4　頻繁に共起する医療項目の抽出　92

　　5.4.1　相関ルールマイニング　92

　　5.4.2　投薬組み合わせのマイニング例　96

　　5.4.3　相関ルールマイニングの高速化　100

5.5　医療項目の出現順序を考慮した解析　103

　　5.5.1　頻出シーケンシャルパターン　103

　　5.5.2　シーケンシャルパターンマイニング: SPM　105

　　5.5.3　時間間隔の扱い　113

　　5.5.4　冗長パターンの削除　119

　　5.5.5　医療分野を考慮した抽出　121

5.6　医療シーケンスの違いの解析　123

　　5.6.1　シーケンシャルパターンバリアントの抽出　123

　　　5.6.2　併合医療指示シーケンスの可視化　126

　　　5.6.3　頻出パターンにおけるシーケンス情報の抽出　128

　　　5.6.4　診療オプションの評価　130

　　　5.6.5　医療指示シーケンスの分岐要因推定　132

　5.7　検体検査結果の解析　133

　　　5.7.1　検体検査項目の分類　134

　　　5.7.2　検査タイプと検査結果の扱い　136

　5.8　医療関係者のための多次元統計情報解析　138

　　　5.8.1　多次元データキューブによる解析　138

　　　5.8.2　データキューブに対する操作　143

　5.9　患者属性と疾病の関係の解析　144

　　　5.9.1　患者属性からの疾病予測　144

　　　5.9.2　集合的行列因子分解の適用　146

　5.10　深層学習と医療情報解析　148

　　　5.10.1　ニューラルネットワークと電子カルテ　148

　　　5.10.2　説明可能深層学習　149

第6章　データに基づく医療支援 ——————— 151

　6.1　コンピュータによる医療支援の故事来歴　151

　6.2　電子カルテデータ解析結果の活用　153

　　　6.2.1　エビデンス・ベースド・アプローチ　153

　　　6.2.2　解析結果活用による医療支援の対象　154

　6.3　データに基づく医療知識の提供支援　155

　　　6.3.1　専門用語辞書・医薬品アウトカム情報　156

　　　6.3.2　クリニカルパス作成・改善　157

　6.4　データに基づく医療判断の支援　159

　　　6.4.1　解析に基づく推薦のアプローチ　160

　　　6.4.2　投薬推薦の例　165

　　　6.4.3　医療指示推薦の例　167

　　　6.4.4　検体検査項目推薦の例　169

　　　6.4.5　疾病予測の例　　170

　　　6.4.6　推薦結果・予測結果の評価方法　　171

　6.5　データに基づく患者への情報提供の支援　　174

　　　6.5.1　状況や手順の説明　　175

　　　6.5.2　セカンドオピニオン的情報提供　　175

　　　6.5.3　患者へのアラート提供　　176

第7章　実電子カルテデータを用いた解析と推薦 ―――――― 177

　7.1　実データによる有効性の検証　　177

　7.2　実電子カルテ中の医療指示解析　　179

　　　7.2.1　シーケンシャルパターンマイニングの適用　　179

　　　7.2.2　実際の医療指示シーケンシャルパターンバリアントの評価
　　　　　　185

　　　7.2.3　実際の医療指示列の可視化　　186

　7.3　実医療指示列から次の医療指示の推薦　　187

　　　7.3.1　頻出シーケンシャルパターンに基づく医療指示推薦　　187

　　　7.3.2　医療指示推薦結果の評価　　188

　7.4　実検査結果に基づく次の検査項目の推薦　　190

　　　7.4.1　検体検査項目推薦のアプローチ　　190

　　　7.4.2　検体項目推薦の具体例　　192

　7.5　実電子カルテによる検証の展開　　197

　　　7.5.1　医療指示列と各種情報の組み合わせ　　198

　　　7.5.2　医療機関間の比較　　199

第8章　課題と今後の展望 ――――――――――――――― 201

　8.1　電子カルテと生理計測データの連携　　201

　　　8.1.1　連携による効果　　202

　　　8.1.2　生理計測データの連携における課題　　204

　8.2　解析・活用手法のさらなる発展　　205

　8.3　医療機関連携による解析と活用　　206

8.3.1　国内医療機関連携　　206

8.3.2　海外医療機関連携　　207

参考文献 ————————————————————— **209**

あとがき ————————————————————— **221**

索　引 ————————————————————————— **226**

第 **1** 章
電子化される医療・健康・介護情報

今の技術で望みうる最先端の装置を作り上げることです．これを忘れては
いけない．

―――ジョン・フォン・ノイマン[1]

　情報技術の発達にともない，身の回りの様々な記録が電子化されている．医
療や健康，さらに介護等に関する記録も例外ではない．電子化を進める際には，
電子化する対象の扱いを想定した取り組みが必要となる．最先端の電子カルテ
解析を行うためには，関連する電子化された情報の扱いを把握しておくことが
肝要である．本章では，電子カルテ解析の前提として，医療・健康・介護にお
ける電子化の対象と，対象ごとの電子化の取り組みを俯瞰する．

1.1 電子化の対象

カルテに関連する電子化の対象

　いずれかの医療機関において，（多くの場合，複数の）医療従事者が一人の患
者に対して行う一連の医療行為に関する情報としては，医療従事者によって残
される診察記録，処置記録，看護記録，観察記録といったものが，まず考えら

---

[1] ジョン・フォン・ノイマン (John von Neumann) は，ハンガリー出身の米国の数学者
で，プログラム内蔵方式という現在使われているほとんどのコンピュータの動作原理の
考案者とされる．このため，量子型のような特殊な方式を除き，一般的なコンピュータは
フォン・ノイマン型とも呼ばれる．彼は動作原理だけでなく，コンピュータ（つまりは電
子化）の様々な可能性についても述べている．この一節は，『フォン・ノイマンの生涯』[6]
の p.291 より抜粋．

れる．ここでの処置記録には，検査，投薬，注射，手術等に関する記録や検査の結果を含む．さらに，当該の患者に関する氏名，生年月日，連絡先，性別等の個人情報や，その患者に対して医療行為を行った医療従事者の情報も残す必要がある．これらがいわゆる狭義のカルテに相当し，患者ごとに記録として残される．これらの記録を電子化したものが電子カルテである．カルテに関するより詳しい説明については，1.2 節を参照されたい．

　検査に関する記録としては，血液検査，尿検査等の検体検査の値の情報 (1.3 節参照) や，心電図のようなグラフ化された情報，さらにはレントゲン，CT，MRI，超音波診断画像，胃カメラといった医用画像データ (1.4 節参照) がある．それらも電子化が進み，今日では，電子カルテ中の記載と紐づけられ，参照可能となっている．紐づけられたことで診断する際などに，医師の前に置かれた端末から，それらの多くの情報に簡単にアクセスして同時に表示することができる．また，近年では，患者の遺伝子データ (1.5 節参照) も，医療にとって重要な情報となっている．遺伝子疾患による発症リスクを考慮して，予防的な施術を行うことが可能になっている．このため，遺伝子データも検査情報の一つと捉えられる．電子化されたことにより，これらも広義の電子カルテデータとみなすことができる．

医療指示に関連する電子化対象

　電子化にともない，医療行為を記録するだけでなく，医師からの検査の指示や，処置の指示，投薬の指示等も，電子機器を通して行われるようになった．このような**医療指示**のことを**医療オーダ (Medical Order)** と呼び，そのような指示を伝えるシステムを**オーダリングシステム (Ordering System)** あるいは**オーダエントリシステム (Order Entry System)** と呼ぶ [7]．情報システムとして，電子カルテシステムを使わずにオーダリングシステムだけを使う場合もあるので，電子カルテシステムと区別される．実際，4.2.1 項で示すように，国内の導入率を見ると，オーダリングシステムのほうが電子カルテシステムよりも高い．一方，医療指示の履歴はカルテとして記録しておく必要があるため，オーダリングシステムを電子カルテシステムの一部とみなすこともできる．

　さらには，疾病に対する療法ごとに，どの医療指示をどのような順番で出すべきかといった標準的な診療計画を示したクリニカルパス (1.6 節参照) も用意されるようになってきている．クリニカルパスの情報も電子化して格納できることから，当該の患者に適用しているクリニカルパスを医療従事者で共有し，電子カルテの一部として扱うことも可能である．

その他の電子化対象

　一方，行った医療行為に対して，医療機関が健康保険組合等に診療報酬を請求するための情報も記録として残す必要がある．診療報酬明細書，調剤報酬明細書，訪問看護療養費明細書を合わせてレセプト (1.7 節参照) と呼ぶ．このレセプトの電子化も進んでいる．

　また，医療機関や介護施設の中で用いられる情報以外に，普段の生活で計測される生体に関するデータもある．高齢化が進み，健康指向が高まるなか，自宅や介護施設にある体重計，血圧計によって健康に関するデータを取得することが増えている．本書では，それらのデータを生理計測データ (1.8 節参照) と呼ぶ．将来的には，これらの生理計測データを医療機関がもつ電子カルテ情報と結びつけることで診断の精度向上とともに，体調を管理して，異常が発生したら医療機関で受診することを指示する医療アラート等に発展させていくことが期待される．

関係者と電子化対象の関連

　以上で述べた電子化の対象となる医療・健康・介護に関連した情報を，医療従事者，患者との関係を中心に，患者に対して医療従事者が出す医療指示や介護サービス等の関連も含めて，図 1.1 に示す．

　基本的には，医師だけでなく，看護師，検査技師，理学療法士，薬剤師等の医療従事者が患者に対して行う医療行為の列に関する履歴と，医療従事者および患者に関する情報を記録するものが電子カルテという位置づけになる．それらの診療の報酬，調剤の報酬，あるいは介護サービスの報酬の明細であるレセプト，介護や健康志向の普段の生活の中で取得される生理計測データが関連する．また，上述したように，標準的な診療計画であるクリニカルパスも電子化

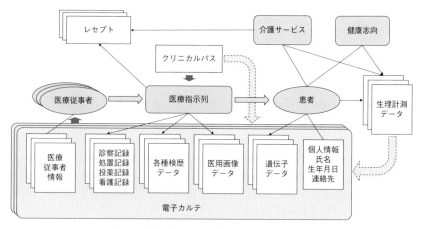

図 1.1　医療従事者と患者から見た電子化対象

され，電子カルテに含められる．以降の節で，カルテ，検歴データ，医用画像
データ，遺伝子データ，クリニカルパス，レセプト，生理計測データの電子化
についての概要を述べる．

1.2　カルテ

診療に関する記録

Karte はドイツ語で，英語では Medical Record と記され，個人の医療に
関する経過等を記載したものである．日本語では，正式には**診療録**と表記され
るが，本書では，**カルテ**という表現を用いる．このカルテを電子化したものを**電
子カルテ**と呼び，英語では Electronic Medical Record (EMR) と記す．
医師法 [8] には，診療録 (カルテ) に関して，

第二十四条　医師は，診療をしたときは，遅滞なく診療に関する事項を診
療録に記載しなければならない．
二　前項の診療録であつて，病院又は診療所に勤務する医師のした診療に
関するものは，その病院又は診療所の管理者において，その他の診療に関
するものは，その医師において，五年間これを保存しなければならない．

と定められている．ここでいう 5 年の保存期間は紙のカルテの場合で，電子カルテの場合には永久保存することになっている．これには，電子化の効果の一つである省スペース化が大きく影響している．

さらに，医師法を補足する医師法施行規則 [9] には，

第二十三条　診療録の記載事項は，左の通りである．
一　診療を受けた者の住所，氏名，性別及び年齢
二　病名及び主要症状
三　治療方法（処方及び処置）
四　診療の年月日

と記載内容が示されている．患者の受付時に記入される情報もあり，主に医師が記入するのは，二の病名及び主要症状，三の治療方法（処方及び処置）となる．治療方法には，手術，注射，投薬，検査，医療相談内容等が含まれる．近年では電子化されたことにより，看護師，検査技師，理学療法士，薬剤師など，患者の治療に関与する多職種の医療従事者が，それぞれの端末から入力する記録も含むようになっている．

カルテの電子化

紙のカルテでは，病名および主要症状，治療方法は，基本的に自由形式の手書き文字ベースで記され，場合によっては手書きの図が書き込まれたり，画像が貼り付けられたりしたものがあった．電子化が進むことで，テキストベースの部分は残るが，項目化され，選択式の部分が増えている．これにより，曖昧さが減る効果が得られる．

手書きの紙のカルテをスキャンし，OCR (Optical Character Recognition) を使って，文字として取り込むことで電子化を行うこともできるが，曖昧さは残る．医療・健康・介護情報を解析するうえで，曖昧さをできるだけ減らすことは重要である．文献 [10] では，構造化のレベルから，電子ファイリングをレベル 0，単純な電子診療記録をレベル 1，構造化された電子診療記録をレベル 2 として定義している．電子カルテの解析では，レベル 2 が望ましい．

　また，紙カルテでは，外来カルテと入院カルテを別にしていたが，電子カルテでは，統一されるようになってきている．入院カルテには，外来カルテには記載がない入院，退院日等の特有な情報も含まれるが，基本的な項目は変わらない．外来カルテと入院カルテが統合されることで，入退院前後の継続的な治療が可能になるとともに，外来時の情報も用いた入院患者のデータ解析が可能になる効果は大きい．

カルテの共有

　さらに，電子化されることで，異なる医療機関の間や，解析を行う研究機関等との間で患者情報の共有が容易に行えるようになる．特に電子カルテの解析では，特定の医療機関特有の傾向と多くの医療機関で共通する傾向を切り分けることで，医療の改善につなげることが可能になる．それには，医療機関さらには解析を行う機関で，電子カルテのデータを共有することが重要となる．

　図1.2は，医療機関X，医療機関Yと解析機関との間で電子カルテデータを共有する場合のイメージを示している．それぞれの医療機関で異なるデータモデルを用いていても，共通のデータ交換用のフォーマットを定めておけば，医療機関間，あるいは医療機関と解析する機関の間でデータを共有できる．紙カルテでは，そのような共有・解析は容易ではないが，電子化されることによって，その可能性が飛躍的に高まる．

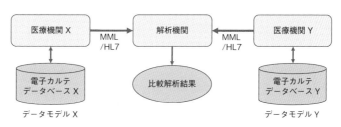

図 1.2　機関間の電子カルテデータの共有イメージ

共有のためのフォーマット

すでに多くのベンダー等によって様々な電子カルテシステムが販売されている．それらの先駆的な取り組みとして，宮崎大学附属病院が開発した独自の電子カルテシステムである IZANAMI [5] がある．さらに，IZANAMI は，Android の携帯情報端末で診療業務が行える WATATUMI と連携しており，移動端末から入力される看護記録も記録される [11]．

IZANAMI は，医療機関間あるいは開発機関とのデータ交換のために **MML (Medical Markup Language)** を採用している．MML は，特定非営利活動法人 **MedXML コンソーシアム** [12] で開発された**マークアップ言語** で，2018 年 8 月にリリースされた Version 4.2 が最新版となり，4.4.5 項で紹介する「千年カルテプロジェクト」においても医療機関間のデータ交換用のフォーマットとして用いられている．

マークアップ言語とは，Web 文書の文章構造等を指定する HTML と同様に，"<" と ">" で囲まれたタグを用いて，要素をマークすることで構造化を行うものである．1980 年代初期に **SGML(Standard Generalized Markup Language)** という形で標準化され，SGML を単純化したものが **XML(Extensible Markup Language)**，Web 文書に特化したものが **HTML(Hyper Text Markup Language)** である．

XML では，文書型定義を **DTD(Document Type Definition)** としてあらかじめ定義しておき，異なる機関間で DTD を共有することで，XML による機関間の情報のやり取りを可能としている．すでに XML の文書は，医療機関間だけでなく，サプライチェーン等，様々な組織間でのデータ交換に使われている．また，データ交換だけでなく，XML をその構造のまま XML データベースとして格納することや，表形式の関係データベースやオブジェクトに変換してオブジェクト指向データベースとして格納することもできる．

MML は，当初 SGML に基づいて仕様が決められていたが，1999 年に XML に基づくものに変更されている [10]．MML の DTD は，MedXML コンソーシアムのサイト [12] で公開されているので，そちらを参照されたい．そのサイトには具体的な MML のサンプル例もあるが，わかりやすく非常に単純化して記すと，以下のようになる．

```
<!DOCTYPE "MML">
<body>
  <patient>
    <patient_id>P001</patient_id>
    <person_name>山田太郎</person_name>
    <doctor>
      <doctor_name>鈴木花子</doctor_name>
      <department>泌尿器科</department>
    </doctor>
    <factor>腎結石</factor>
  </patient>
  <patient>
    <patient_id>P002</patient_id>
    <person_name>吉田良子</person_name>
    <doctor>
      <doctor_name>佐藤次郎</doctor_name>
      <department>内科</department>
    </doctor>
    <factor>肝炎</factor>
  </patient>
</body>
```

　この例では，患者の情報は<patient>のタグと</patient>のタグで囲まれた範囲に，医師の情報は<doctor>と</doctor>のタグで囲まれた範囲に書かれることを示している．このような入れ子の構造を**整形式 (Well-formed)** 文書と呼び，整形式の文書構造は枝分かれをする図 1.3 に示したような木構造（図では根が上）とみなすことができる．また，この例の DTD は，以下のようになる．なお，patient*の*は繰り返しを，PCDATA は，“P001” や，“山田太郎” といった実際の値を示す．

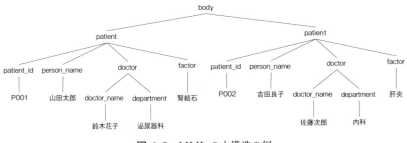

図 1.3　MML の木構造の例

```
<!DOCTYPE MML [
<!ELEMENT body (patient*)>
<!ELEMENT patient (patient_id, person_name, doctor, factor)>
<!ELEMENT patient_id (#PCDATA)>
<!ELEMENT person_name (#PCDATA)>
<!ELEMENT doctor (doctor_name, department)>
<!ELEMENT doctor_name (#PCDATA)>
<!ELEMENT department (#PCDATA)>
<!ELEMENT factor (#PCDATA)>
]>
```

　このように DTD で要素型の宣言をすることで，異なるデータモデルで格納
された電子カルテを交換するような場合にも，交換を行う双方で対応したデー
タとして認識することが可能になる．

　電子カルテ共有のための国際的な仕様に関しては，米国を中心に **HL7**
(Health Level Seven)[13, 14] と呼ばれる標準化が行われており，テキスト
ベースの V2，XML ベースの V3，その拡張の **CDA (Clinical Document**
Architecture)，Web 用の **FHIR (Fast Healthcare Interoperability**
Resources) という規格がある．それらの標準化の動向に関しては，4.3.3 項
を参照されたい．

1.3　検歴データ

検査の種類

　医療・健康・介護に関しての保持すべき重要な記録として，検査の履歴である**検歴データ**がある．検査としては，**検体検査**と呼ばれるもののほか，1.4 節で述べる医用画像の取得も検査の一部であり，1.8 節で述べる生理計測データもある意味では検歴データと捉えることができる．ここでは，まず医療機関で行われる尿検査，血液検査等の検体検査のデータについて考える．

　検体検査とは，その名が示すとおり，検体を用いて行われる検査のことである．検体とは，尿，大便，喀痰等の患者の排泄物，あるいは，血液，髄液，胸・腹水，さらには手術や針等で採取した組織等の検査材料のことを指す [14]．検体検査の種類としては，検体によって，

- 血液生化学検査
- 血液学検査
- 血清学検査
- 病理検査
- 腫瘍マーカー
- 血液型検査
- 尿検査
- 便検査
- 喀痰検査
- 細菌検査
- 胸・腹水検査

等々がある．上記の検査内容には一部重複するものもある．また，血液生化学検査だけをとっても，そのなかには，酵素検査，蛋白検査，非蛋白窒素化合物検査，糖代謝検査，脂質検査，電解質検査，血液ガス検査，血中薬物濃度検査，感染症迅速抗原検査等，多くの細目に分類される [14, 15]．

　酵素検査には，肝臓の状態を示す AST(GOT)，ALT(GPT)，γ-GTP，LDH 等や，膵臓の状態を示すアミラーゼ等に関する項目が含まれる．蛋白検査には，

栄養状態を示すアルブミン，非蛋白窒素化合物検査には腎臓の状態を示すクレアチニン，尿酸，eGFR など，尿検査には潜血などの項目が含まれる．これらの検査項目は，健康診断や人間ドックで示されることも多いため，なじみがある読者も多いのではないかと思われる．

検査項目の内容

　近年，医療検査技術が発達したことで，検体検査の項目も増えている．実際に，宮崎大学附属病院の電子カルテに含まれる検体検査の項目数は，現在で 1,450 を超えている．それらをすべてここに挙げることはできないが，このあとの例でも用いることから，AST(GOT)，ALT(GPT)，γ-GTP，LDH，アルブミン，クレアチニン，尿酸，eGFR，潜血について，文献 [15] を参考に以下で短く説明する．

- **AST** はアスパラギン酸アミノ基転移酵素 (**Aspartate Aminotransferase**)，**ALT** はアラニンアミノ基転移酵素 (**Alanine Aminotransferase**) のことで，肝細胞で生成されるトランスアミナーゼと呼ばれる酵素の血中濃度を示す．それぞれ **GOT (Glutamic Oxaloacetic Transaminase**, グルタミン酸オキサロ酢酸トランスアミナーゼ)，**GPT (Glutamic Pyruvic Transaminase**, グルタミン酸ピルビン酸転移酵素) と呼ばれることもある．肝細胞が破壊されると血液の中に放出されることから肝機能の指標として用いられる．
- **γ-GTP** は，ガンマ・グルタミル・トランスペプチダーゼ (**γ-glutamyl transpeptidase**) のことで，肝臓や腎臓の細胞であり，アミノ酸の代謝に関わる酵素である．蛋白質を分解あるいは合成する働きをし，肝臓の細胞から血液へと流れ出た量を示す．
- **LDH** は**乳酸脱水素酵素** (**Lactate Dehydrogenase**) のことで，体内でブドウ糖がエネルギーに変化するときに働く酵素である．臓器に障害があると数値が上昇する．
- **アルブミン (Albumin)** は肝臓で合成される水溶性の蛋白質で，栄養状態を評価する際の指標になっており，低栄養の場合に低下する．

11

- **クレアチニン (Creatinine)** は，筋肉でつくられる腎臓の糸球体から排泄される老廃物の一つで，糸球体の濾過機能が低下すると増加する．
- **尿酸 (Uric Acid)** は，プリン体が体内で分解されてできる老廃物で，腎臓から体外に排出される．
- **eGFR** は**推算糸球体濾過量 (estimated Glomerular Filtration Rate)** のことで，腎臓において尿へ老廃物を排出する能力を示し，腎臓の機能の指標として用いられる．
- **尿潜血**は，尿中に赤血球が混じることで，尿路結石，尿路感染症，慢性糸球体腎炎等，様々な疾病の指標として用いられる．

検査結果の扱い

　これらの検査項目に対する検査の結果は，数値データとして示される場合と，検出の有無 (+, −) を示すような二値で示される場合がある．数値データの場合には，基準となる値の範囲をもち，検査結果の値が，その範囲より高い場合，あるいは低い場合には異常値として扱われ，基準値の範囲との乖離の大きさでレベル表示されることもある．

　例えば，AST (GOT) は 13-33，ALT (GPT) は 8-42 が正常値で，100 以下だと軽度の増加，100-500 だと中等度の増加，500 以上だと高度の増加と判断され，H1，H2，H3 などで示される[2]．また，γ-GTP は 13-64，LDH は 124-222，アルブミンは 4.1-5.1，クレアチニンは 0.65-1.07，尿酸は 3.7-70 が正常値の範囲とされている．あるいは，eGFR の基準値は，90 以上であれば正常で，60-90 は軽度低下，45-60 は中等度低下，45 以下は高度低下と判断され，L1，L2，L3 などで示される．一方，尿中の潜血は，陰性 (−)，陽性 (+) の二値で示される．なお，これらの基準値の範囲は，医療機関等によって多少異なる場合がある．

　表 1.1 に，仮想的な患者の検体検査結果のイメージの一部を示す．この例では，γ-GTP と，クレアチニンが軽度の増加 (H1)，eGFR が中程度低下 (L2) となっている．

　検体検査の結果は，病名の診断，次に行う医療行為の決定，必要に応じて行

---

[2] H2 でなく HH 等で示す場合もある．

表 1.1 検体検査結果のイメージ

検査項目	基準範囲	検査値	判定
AST(GOT)	13-33	16	
ALT(GPT)	8-42	17	
γ-GTP	13-64	80	H1
LDH	124-222	150	
アルブミン	4.1-5.1	4.3	
クレアチニン	0.65-1.07	1.1	H1
尿酸	3.7-7.0	4.5	
eGFR	90-	55	L2
尿潜血	(-)	(-)	

う次の検査の決定時において，患者の状態を知るために極めて重要な情報である．このため，電子化される以前から，紙のカルテと一緒に，あるいは一部として保存されてきた．検体検査に関する情報が電子化されることで，電子カルテとの連携が容易になり，検査部門と診療部門の間の情報共有が短時間で行えるようにもなる．

　さらに，電子化によって，多くの検体検査項目や検体検査の結果を解析することが可能になり，次にすべき医療行為や検査を決める際の支援へとつながることが期待される．実際には，上述したように，非常に多くの検査項目とその検査結果の組み合わせを解析する必要があり，様々な工夫が求められる．多くの検体検査項目に対する解析の方法に関しては，5.7 節で述べる．

1.4 医用画像データ

医用画像の種類

　医用画像（Medical Image）は，病気の診断のために人体の様々な部位を放射線，核磁気共鳴技術，陽電子検出技術，超音波，内視鏡等を用いて画像化したものを指す [15]．これらは，検体検査データと同様に，病名を判定し，次に行う医療行為を決定するために重要であり，特に病変の部位や範囲を特定するのに有効である．

　技術の発達により，今や多種多様な機器が用いられている [16]．放射線を使

うものでも，胸腹部，骨，歯等のレントゲン撮影を行う単純 X 線画像，バリウムを用いた胃部 X 線や血管造影剤を用いた蛍光透視法，断層撮影を行うコンピュータ断層造影（CT: Computed Tomography）等がある．あるいは，断層撮影でも核磁気共鳴画像法 (MRI: Magnetic Resonance Imaging) や，陽電子検出技術を用いたポジトロン断層法 (PET: Positron Emission Tomography) 等もある．さらに，超音波を用いてリアルタイムで胎児や内臓を見るための超音波診断画像や，胃カメラのような内視鏡を使ったカメラ画像等もある．

医用画像の扱い

　電子化される前は，レントゲン写真はフィルムに焼き付けて持ち歩き，物理的に保存する必要があった．このため，カルテとの対応付けに労力を要し，保存のためのスペースや管理も必要であった．しかし，レントゲン画像を含め，これらの医用画像の多くは，すでに電子化され，医療従事者が用途によって使い分けて診断に用いることができるようになっている．

　その際の医用画像データのやり取りに対しては，**DICOM (Digital Imaging and Communications in Medicine)** [17] と呼ばれる規格が用いられ，電子カルテがそれらの医用画像へのリンク元のポインタとなっている．それにより，電子カルテと組み合わせて様々な画像を医師の前の端末に出力することができる．あるいは，端末の画面上で時系列的に画像の比較を行い，進行や治癒の度合を見ることも容易になっている．

医用画像の解析

　機械学習あるいは深層学習によるパターン識別技術の進化は驚異的で，疾患の自動判別により，医療従事者をサポートすることはすでに実際の医療現場でも行われるようになっている [18]．ニューラルネットによるアプローチでは，過去の疾患に対する大量の医用画像を教師データとして，パターンの特徴をニューロンの重みづけとして学習させ，診断を行う患者の画像がそのパターンと合致するかどうかの判定を行う．最終的には，医師の診断が必要となるが，大量の健診データの中から疑わしい画像を抽出する場合などに有効である．

　電子医用画像の解析も，広い意味では電子カルテ解析の一部とみなすことが

できるが，画像解析はアプローチが大きく異なることから本書の対象外とし，解説はほかの書籍に譲ることとする．将来的には，電子カルテの医療指示や検体検査の結果と，医用画像解析の結果や所見を結びつけることで，より高度な医療支援が可能となることが望まれる (8.2 節参照).

1.5　遺伝子データ

生物の設計情報の利用

遺伝子情報 (ゲノム：Genome) は，生物の設計図に相当するもので，両親から引き継がれるが，引き継がれる部分の違いにより，個人ごとの唯一性を生む．ヒトには約 3 万個の遺伝子があるといわれているが，遺伝子自体は二重らせん立体構造をもつデオキシリボ核酸（DNA）によって構成される.

デオキシリボ核酸は，アデニン (A)，グアニン (G)，シトシン (C)，チミン (T) の 4 種類の塩基と，デオキシリボース（五炭糖）およびリン酸からなる．これらの 4 種類の塩基の配列により遺伝に関する情報が保持される．つまり，AGCT 塩基の配列が個人によって違っていることを意味する．DNA シーケンサ（配列解読装置）による AGCT の塩基の配列の解析も進んでいる.

遺伝子情報の医療応用

ヒトのゲノム解析結果を医療に用いることも活発に行われている [19].　遺伝子検査によって癌発症のリスクを調べられるようになり，遺伝的に乳癌の発生率が高い場合には，予防のために乳房を切除する事例もある．つまり，遺伝子情報と電子カルテを結び付け，遺伝子のパターンと疾病との関連を解析するアプローチも可能である.

ただし，遺伝子情報は，本人だけでなく両親，兄弟等の血縁者にも影響を与える情報であり，その情報管理には，一般の電子カルテの情報以上に注意が必要である．そのため，多くの医療関係者から参照可能な電子カルテにそのまま遺伝子情報を紐づけることが適切であるかどうかはまだまだ議論が必要である．そのような理由から，少なくとも日本では，実際に大量の遺伝子データを解析に利用する段階にはまだ達していないと思われる．本書では，遺伝子データを

含む解析は将来の課題として，解析の議論の対象とはしないことにする．

1.6　クリニカルパス

標準的な診療計画の作成と提示

　クリニカルパス（標準診療計画，Clinical Pathway）[3]とは，日本クリニカルパス学会 [20] の定義によると，患者状態と診療行為の目標，および評価・記録を含む標準診療計画であり，標準からの偏位を分析することで医療の質を改善する手法のことである．医療従事者に対して標準的な医療の流れを示すとともに，医療従事者が患者に対して診療計画を説明する際に，クリニカルパスを図解して示す場合もある．

　一般的に，クリニカルパスの内容は，医療機関において検討委員会などを設置し，医療従事者の経験に基づいて作成されることが多い．過去の医療行為の履歴を参考に，慎重に検討する必要があり，高い専門知識と多くの労力を要する．また，新たな薬剤や検査方法などが出るたびに，修正が求められる [7].

クリニカルパスの電子化

　クリニカルパスが電子化されることで，患者の状態に沿った診療計画を画面を用いて提示できるようになる．また，関係する医療従事者間での患者に対する情報共有を円滑化できる．このため，医療従事者への情報提示の一環として，クリニカルパスを電子カルテと組み合わせて保存し，各患者に対して容易に参照できるようにしておくことが重要である．

　簡略化したクリニカルパスのイメージを図 1.4 に示す．この例では，入院日に生化学検査を行い，2 日目に麻酔と手術を行い，3 日目に病理診断と注射をして，4 日目に退院することを示している．実際には，生化学検査の検査項目や手術の内容，注射の薬剤等の，より詳細な情報も含まれる．このため，二次

---

[3] 標準診療計画のことをクリティカルパスと呼ぶ場合もある．クリティカルパスは，特に情報分野では，プロジェクト工程管理やシステム中の処理の流れのなかで，ネックとなる（律速）部分を指すことが多い．このため，本書では標準診療計画に対してクリニカルパスという表現を用いるが，医療分野におけるクリティカルパスは同じものを指していると認識している．

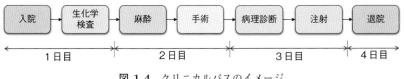

図 1.4 クリニカルパスのイメージ

元の表で表すことが多い．ここでは見やすさを優先して，簡略化して示した．また，場合によってはシーケンスの中で一部異なる処置を行うようなバリアントを含む場合もある．

電子カルテ解析とクリニカルパス

前述したように，クリニカルパス自体は医療従事者の経験に基づいて作成されるが，第5章で述べる電子カルテ解析の結果を活用して，クリニカルパスの作成や改善の支援が期待される．大量の電子カルテ中に残る個々の患者の医療指示の履歴にシーケンシャルパターンマイニングを適用することで，実際に行われた医療行為中に頻出する医療指示シーケンスを抽出することができる．

この頻出医療指示シーケンスを基にクリニカルパスを作成したり，すでにあるクリニカルパスと比較することで，クリニカルパスが適正であるかどうかの評価を行うことや，クリニカルパス修正の際の労力の削減につなげることが可能となる．さらには，頻出医療指示シーケンスのバリアントを解析することで，医療の効率化や安全性向上にもつなげられる．このような，実際の医療行為の履歴の解析による医療支援は，根拠に基づく医療である **Evidence-Based Medicine (EBM)** の重要な要素となる (6.2.1 項参照).

1.7 レセプト

医療報酬の明細

医療行為には費用が発生するため，個々の患者に対する費用を算出し，報酬を支払うための情報が必要である．保険診療での医療報酬を**レセプト** (独：

17

Rezept, 英：Receipt) と呼ぶ[4]. レセプトは，医療機関が健康保険組合等に医療報酬を請求するための明細書である．レセプトの種類としては，医師の診療に関する診療報酬明細のほかに，保険薬局における調剤に関する調剤報酬明細，さらに訪問看護に関する訪問看護費明細等がある.

　医事会計システムの導入と連動して，レセプトに関しても電子化が進んでいる．**電子レセプト (Electronic Receipt)** に含める事項に関しては，厚生労働省保険局によって「電子情報処理組織の使用による費用の請求に関して厚生労働大臣が定める事項及び方式」として定められた医科，歯科，調剤等についての規格がある [21]. 診療報酬明細の電子レセプトの場合には，医療機関に関する情報と，被保険者に対して行った医療行為の点数が記される.

DPC 制度

　さらに，閣議決定に基づいて，**診療群分類別支払い制度 (DPC/PDPS: Diagnosis Procedure Combination / Per-Diem Payment System)** (以下 DPC 制度) が，急性期入院医療を対象とする診断群分類に基づく 1 日当たりの包括払い制度として，2003 年 4 月より医療機関の中でも 82 の特定機能病院を対象に導入された．段階的に拡充されて，2020 年 4 月時点では，1,757 病院が対象となっている．DPC 制度では，簡易診療録情報の様式 1，施設情報の様式 3，医科保健診療以外の診療情報の様式 4，患者に係る診療報酬請求情報である D ファイル等のファイル様式が定められており，その中で DPC コードと呼ばれるコードを用いることになっている.

　DPC コードは，4,955 に分類された傷病名 (Diagnosis) と医療行為 (Procedure) を組み合わせた (Combination) 14 桁のコードとなっていて，支払い分類は 2,462 分類に分かれる [22]. DPC コードの 14 桁の構成をもう少し詳細に見るため，14 桁のコードを 図 1.5 に示すように，ABCDEF-GH-IJKLMN と表す．その最初の 6 桁，つまり ABCDEF が傷病名に対応する.

　そのうちの最初の 2 桁 (AB) が 18 種類の主要診断群を，残りの 4 桁 (CDEF)

---

[4]　レセプトは，ドイツ語の Rezept の発音で，英語では Receipt つまりレシートに対応する．日本では，レセプトは医療報酬明細，レシートは買い物等をしたときの領収書と使い分けるイメージがある.

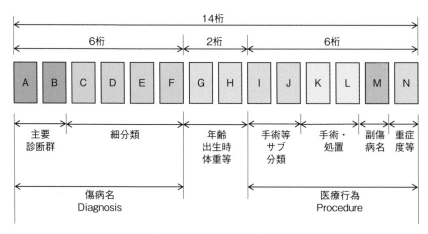

図 1.5 DPC コード構成

が細分類を示している．例えば，AB が 01 の場合は神経系疾患，02 の場合は
眼科系疾患，03 の場合は耳鼻科系疾患，04 の場合は呼吸器系疾患等となって
おり，ABCDEF が 010010 の場合は脳腫瘍，010020 の場合はくも膜下出血と
なる．

　一方，傷病名の次の 2 桁 (GH) は，年齢・出生時体重等を示す．また，その
次の 6 桁，つまり IJKLMN が医療行為を示す．その 6 桁のうちの最初の 2 桁
(IJ) は手術等を表すサブ分類と呼ばれ，手術内容等に応じたコードが決まって
おり，手術をしない場合には 99 が使われる．次の 2 桁 (KL) が手術・処置を表
し，次の 1 桁 (M) が副傷病名，最後の 1 桁 (N) が重症度等を示す．

　DPC コードごとに 1 日当たりの点数が決まっており，その点数に在院日数
と医療機関別係数をかけることで，診療報酬を算出することができる．医療機
関別係数は，基礎係数，機能評価係数 I，II，激変緩和係数が定められている．
このような DPC 制度が導入されたことで，DPC コードは，医療会計システ
ムだけでなく，連携する電子カルテシステムの中でも使われるようになってい
る．統一されたコードを利用することは，二次利用としての解析，特に医療機
関をまたがった解析において，非常に有益である．

レセプトの二次利用

　厚生労働省は，解析等の二次利用に向け，DPC データを提出する約 3,400 医療機関の，平均在院日数等の診療に関する情報を xls 形式で公開している．さらに，レセプト情報の二次利用に向け，DPC 公開データのほかに，NDB，介護 DB も匿名化して公開している．

　NDB は，「高齢者の医療の確保に関する法律」に基づき，2009 年よりレセプト情報ならびに特定健診などの情報を収集した「**レセプト情報・特定健診等情報データベース (NDB: National Database of Health Insurance Claims and Specific Health Checkups of Japan)**」の通称で，2011 年以降，研究者に向けた第三者提供を行っている [23]．

　レセプトは，電子カルテ同様に個々の患者の医療の履歴ではあるが，あくまでも報酬に対応した点数の記録であるため，患者の症状や検査結果等の情報は含まず，電子カルテとは区別する必要がある．また，健康保険組合等に月ごとにまとめて請求されることから，即時性という意味での問題を含む．一方，4.3 節で示すように，電子レセプトはすでに導入率が高く，高い悉皆性をもち，大局的な解析には向いている．このため、症状を含まない疾病名等のみを対象としつつ，悉皆性を活かすことで，例えば地域ごとの感染症の情報を収集して解析するなどの，NDB の利用も進んでいる．

1.8　生理計測データ

EMR/EHR/PHR

　体調や健康状態に関する情報は，1.3 節で述べたような医療機関で行われる検体検査だけではない．介護施設，あるいは個人の自宅等で計測される体重，体温，血圧，脈拍等も，体調や健康状態を表す重要な指標である．本書では，それらの日常生活の中で取得する生体に関するデータを**生理計測データ (PMD: Physiological Measurement Data)** と呼ぶ．

　また，電子カルテの EMR(Electronic Medical Record) に対して，それらの日常の生理計測データを含めたものを**電子健康記録 (EHR: Electronic Health Record)** と呼ぶこともある．EMR と EHR に関しては明確に区別

されているわけではなく，場合によっては電子カルテを EHR と呼ぶこともある
が，本書では，医療機関で診療記録として残す情報を電子化したものを EMR，
医療機関以外の情報も含めたものを EHR と呼ぶことにする．また，このほ
かに，個人の生理計測データということで**個人健康記録 (PHR: Personal
Health Record)** という呼び方もある．

計測機器の状況

高齢化が進むとともに，健康への意識が高まっており，普段から自分の体調
を示すデータを取得する人は増えている．特に，介護現場では，入所者の体調
の管理は重要な担務の一つである．そのような状況を受けて，生理計測データ
収集のための機器の市場も大きくなっている．

近年では，**IoT (Internet of Things)** の技術が進歩し，体温計，体重計，
血圧計，脈拍計測器等の計測デバイスが高機能化されてインターネットに接続
できるようになっている．特に健康医療に特化した IoT を **IoMT (Internet
of Medical Things)** と呼ぶ．リストバンド型の**ウェアラブル計測装置**も発売
され，歩数や消費カロリー，睡眠時間等も収集できる．さらに，Apple Watch
では，心拍数だけでなく，心電図の計測も可能となっている．ネットワークに
接続された計測機器から自動収集した生理計測データ活用の展開も期待される．

生理計測データの解析

先に挙げたような様々な計測機器によって取得された，医療において一番基
本となる**バイタルサイン (Vital Signs)**[5)]を含む重要な電子生理計測データ
を，ただ貯めておくだけでなく，解析の対象とすることで，医療支援に結びつ
けることができる．例えば，生理計測データとして集めた値の傾向を解析する
ことにより，様々な疾病に至るパターンを抽出して，生活習慣改善のための指
導をすることや，疾病を予知して，通院を勧める医療アラート等も可能になり
うる．さらには，既往症や通院の際の電子カルテの情報と組み合わせて，治療
に反映させることも可能である．

[5)] バイタルサインは，生命維持に必要 (Vital) な合図 (Signs) であり，一般的には体温，血
圧，心拍数，呼吸数，意識等がそれにあたる．

　昨今では，新型コロナウイルス感染症 (COVID-19) の蔓延にともない，軽症の患者がホテルや自宅で療養する事態が発生した．その際に血液の酸素濃度を計測することが求められ，小型のパルスオキシメーターに注目が集まった．新型コロナウイルス感染症の診断の際には，来院前の体温の情報も重要となり，待機療養中も含めて，生理計測データと電子カルテの結合が望まれる例となった．

生理計測データ活用の課題

　電子カルテとの連携を含む生理計測データの活用には課題が多く残っている．IoMT といった形で計測機器が直接インターネットにつながり，取得したデータをそのまま送信しただけでは集約できない．スマートフォンとの連携も考えられるが，集約して活用するためにはフォーマットや集約先等に関して様々な取り決めが必要である．まだ統一的な取り決めは決まっていない状態であり，今後定めていく必要がある．

　特に，生理計測データは当然プライバシー保護の対象である．医療機関の中で閉じた形ではなく，介護施設や個人の自宅で取得した個人のデータを，いかにプライバシーを保護しながら集約するかが大きな課題である．例えば，プライバシーを保護しながら，マイナンバーのような個々の生理計測データの ID 情報と，電子カルテの ID 情報の突き合わせ方法を検討していく必要がある．あらかじめ医療機関に ID 情報等を登録する方法なども考えられているが，まだ具体化されていない．

　分散した情報を収集する枠組みとして，仮想通貨で使われているブロックチェーンの技術を利用することも考えられる．プライバシーを保ちながら，ブロックチェーンの技術を用いて情報を収集し，解析するためのアプローチに関しては，3.6.4 項で触れる．また，電子カルテと生理計測データの連携に関しては，第 8 章の「課題と今後の展望」でさらに議論をする．

第2章
電子化のメリット

あなたにそれができないのなら，どうして彼らに不便でもがまんしろなん
て言えるのだろう．

——ハンス・ロスリング[1]

　第1章で述べたように，医療・健康・介護に関する情報が電子化されること
により，様々な効果が生まれる．電子化という変化にうまく適応するために
は，その効果を把握しておくことが肝要となる．特に，本書が取り扱う電子カ
ルテ解析という二次利用を考える場合，一次利用でのメリットによって電子カ
ルテが広範囲に普及することが前提となる．広く使われるには，便利さが重要
である．本章では，電子カルテを含む医療・介護・健康に関する情報の電子化
によってもたらされるメリットについて考察する．

2.1　メリットの全体像

一次利用におけるメリット

　電子化による一番のメリットは，スペース効率とアクセス効率の改善であろ
う．紙やフィルムで保存されていたカルテの診察等の記録，検歴情報，レント
ゲン等の医用画像，レセプト等を電子化することにより，それらの情報を保存
するためのスペースの効率が大きく改善される (2.2 節参照)．それとともに，
必要な情報にアクセスするための効率も各段にあがる (2.3 節参照)．

---

[1] ハンス・ロスリング (Hans Rosling) は，TED トークでの多くの名高い講演でよく知ら
れるスウェーデンの医師であり，グローバルヘルスの教授．データを基に世界を正しく見
る習慣について述べたベストセラー『ファクトフルネス』(上杉周作，関美和 訳) [24] の
p.281 のなかで，テクノロジーの恩恵を手放す覚悟があるかについて述べた一節．

　さらには，アクセス性が改善されることにより，保存期限を過ぎて不要となるデータの廃棄や，電子カルテとレセプトとの突き合わせ，外来カルテと入院カルテの統合といった情報管理の効率も改善される (2.4 節参照)．また，同一診療科の関係者間，あるいは異なる診療科間，さらには異なる医療機関間等で，患者の情報を共有する場合にも，ネットワークを介して利用できることの効果は大きい (2.5 節参照)．

二次利用におけるメリット

　先に挙げたものは，普段の医療情報を運用していくなかでの一次利用における電子化のメリットと見ることができる．一方，それらの情報を通常の診療に用いるだけでなく，一次利用で蓄えた情報を解析した結果により，医療の支援が可能になることも大きなメリットである (2.6 節参照)．そのような医療情報の利用方法は二次利用と呼ばれる．

　二次利用に向けて解析するためには，基となるカルテ等の情報が電子化されていることが大前提となる．電子化されていない状態で解析することは，対象となる項目を数え上げるだけでも大変な作業となり，容易ではない．電子化することによって，はじめてコンピュータによる解析が可能となり，大量の履歴情報に基づいた医療手順の改善や診療のオプションを提示することが可能になる．それは医療費の削減や，医療機関間における医療のレベルの差の縮小にもつながるものである．

　さらに，そのような二次利用の解析の対象として，介護施設や自宅で取得された体温，血圧，脈拍等の生理計測データと結び付けることで，新たな効果を生むことも期待される．それらを含め，医療・健康・介護に関する情報の電子化の効果をまとめたものを図 2.1 に示す．診療時における一次利用の効果は，電子カルテを導入している機関ですでに享受しつつあると言えるが，その履歴を蓄積して解析することによる二次利用はまだまだこれからの段階で，今後の進展が期待されるものである．以下では，それぞれの効果に関して掘り下げてみたい．

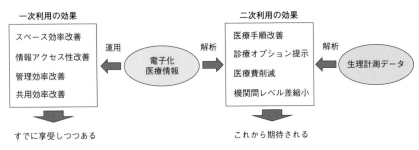

図 2.1 電子化の効果

2.2 スペース効率改善

スペースと保存期間の関係

1.2 節で述べたように，カルテの内容は 5 年間保存することが医師法によって定められている．紙のカルテやレントゲンのフィルムのような形態で保存しなければならない場合には，大きなスペースが必要であり，大手の医療機関では専用の倉庫が必要であった．中小の医療機関であっても，そのためのスペースの確保は頭の痛い問題である．

5 年間という期間は，そのような事情を考慮してのものであるが，疾患によっては長期にわたる治療や経過観察が必要な場合もあり，本来は期限を定めずに保存することが望まれる．後述する二次利用の解析においても，長期間にわたって情報を蓄積しておくことが精度の高い解析につながる．スペースの問題が解決されれば，より長い期間保存することが可能になる．

記憶容量の見積り

記憶装置だけを考えれば，今や 10 TB 前後のデータを保存することができる 3.5 インチのフォームファクターの**ハードディスクドライブ (HDD: Hard Disk Drive)** を数万円で購入できるようになった．よりコンパクトな 2.5 インチの HDD でも，2 TB 程度であれば似たような価格で購入可能である．また，HDD よりも高速な**半導体ディスク (SSD: Solid State Drive)** でも，1 TB であれば，同程度の金額で購入できる．ここでの TB はテラバイトのこ

とで，1 TB は 10^{12} B である．

　宮崎大学附属病院の電子カルテを見ても，1 回の診療で医療従事者によって記入されるテキストデータの容量は，多くても 1 KB（10^3 B）を超えることは少ないと判断する (2 B の文字コードで 400 字詰めの原稿用紙 1 枚分の文字を格納したとして 0.8 KB)．つまり，テキストだけとすれば，10 TB の小さな 3.5 インチ HDD で，10^{10} 人回分の診療記録を残すことができ，延べ 10 万人（10^5）の患者を扱う医療機関でも 10 万回分（10^5）の記録を残すことが可能である．単純に，一人の患者が毎週通院するとして，1 年は 52 週であるから 2,000 年近く保存できることになる[2]．

　もちろん，医用画像の場合には，数値やテキストと比較すると，保存に必要な記憶容量は遥かに大きくなる．画像の種類や解像度，圧縮手法等によって異なるが，静止画の場合は 10 MB（10^7 B）程度で収まることが多い．動画でも映画のように長時間にわたることは少ないことから，100 MB を超えることはあまりない．また，患者単位で見ると，数値やテキストに比べて頻度が低いのが一般的である．3.3 節で述べるような故障に備えた冗長化も必要ではあるが，HDD，SSD の大容量化の動向からすると，大きな問題とはならないと思われる．

　実際，記憶装置として耐故障機能をそなえ，複数の HDD や SDD をコンパクトに格納できるシステムが入手可能になっている．大きな冷蔵庫程度のサイズのラックで 128 台の 3.5 インチ HDD を搭載可能で，ラック当たりの記憶容量は 1 PB（10^{15} B）も可能となっている．つまり，冷蔵庫程度のスペースがあれば，延べ 10 万人分の医用画像も含めた医療情報を，100 年以上保存できることになる．これは紙で格納する場合と比較して，圧倒的に省スペースとなる．

電子環境管理コストとクラウドサービス利用

　一方，電子化して保存する場合には，記憶装置だけでなくサーバや端末を用意するコスト，電源確保やサーバ室の空調の設備も必要になる．さらには電子環境を維持する要員を確保するコストも必要となる．これらは電子化のための

---

[2] $(10 \times 10^{12})B \div ((10^3)B/回 \times (10^5)$ 人回/週 $\times 52$ 週／年人$) \approx 1{,}923$ 年 あるいは 52 回/年 $\times 1{,}923$ 年 $\approx 10^5$回

コストとみなせる．しかし，従来の紙やフィルムで保存する場合と比較して，スペース効率は格段に改善され，大量の紙ファイルを管理するための人件費と比較しても，コスト削減の効果は大きい．

　近年は，**クラウドサービス**も充実し，サーバーや記憶装置を自前 (オンプレミス) で用意することなく，インターネット経由のサービスとして容易に利用可能となっている．クラウドサービスを使うことで，容量や性能を増減させるのも契約内容を変更するだけで可能となる．人件費やスペース，電源，空調等の確保の面でも，クラウドで集中管理することで効率化でき，経費節減につながる．

　災害時に備えたバックアップサービスを提供しているクラウドサービスも多く，データ保全という意味でも有益である．機関外でデータを保持することによるセキュリティ面での懸念もあると思われるが，セキュリティの専門家によって対策がなされたクラウドサービスのほうが，オンプレミスより安全である可能性が高い．情報技術の今後の更なる進歩を想定すれば，電子化によるスペース効率改善のメリットはより大きくなると期待できる．

2.3　情報アクセス性改善

検索・参照の容易性

　紙やフィルムで保存する場合には，前述したように，倉庫を用意して，その中に棚を設置し，患者ごとに分けた物理的フォルダに入れて保存する必要がある．それらのフォルダは，患者名あるいは患者 ID によって整列されていることが想定される．そうでないと，患者が来院したときに，その患者のカルテをすぐに取り出すことができない．しかし，たとえ患者 ID で整理されていたとしても，情報を関連付けて参照するには多大な労力が求められる．

　カルテの電子化によって，倉庫や棚の用意をしなくてすむだけでなく，患者 ID を入力するだけで，紙のカルテの入った物理的フォルダを一つ一つ取り出す必要がなくなり，当該患者のカルテに容易にアクセスすることができる．患者 ID を基に棚に置かれたフォルダを探すよりも各段に高速化される．さらに，その患者の過去の情報も，対象を絞って，紙をめくるよりも容易に見つけ出す

ことができる．キーワードや日時を指定した検索等も難なく可能となる．

関連付けの容易性

　さらには，一人の患者に限定せず，複数の患者にまたがった情報を取り出すこともできる．例えば，似た症例の情報を探し出してくることも可能である．紙ベースで同様のことを行おうとした場合，少し想像してみるだけで，どれだけ大変かはすぐにわかる．電子化されていれば，場合によっては，1 つの医療機関の中だけでなく，他の医療機関の情報を参照することも可能になる．これは後述する電子カルテの二次利用や「千年カルテプロジェクト」にもつながる．

　また，紙ベースの場合，カルテ管理の都合から，外来カルテと入院カルテを分けることもよくあるが，電子化することで分ける必要はなくなり，外来の際に入院時の情報を参照したり，逆に入院時に外来のときの情報を参照したりすることが容易にできる．紙のカルテとレントゲンのフィルムはサイズが異なり，同じ棚に格納できないことも想定されるが，電子化することで，それらを関連付けて保存し，一緒に取り出すことが簡単になる．外来カルテと入院カルテを統合することができれば，継続的なケアも容易になる．

閲覧の容易性

　ヒューマンインタフェースという面でも，医療従事者の前に置かれた端末の画面上で，必要な情報を抽出して見やすく加工して，同時に並べて表示することが可能である．状況に応じて，その場で必要な情報だけを提示することで，医療従事者の可読性を高められる．さらに，レントゲン画像だけでなく，CT や MRI の情報も端末から参照できる．

　例えば，経緯が書かれた文章とともに，時間を推移させながら，同一部位を画面に映し出すことなどが容易にでき，疾患部位の時間的変化を観察することが可能となる．同じ患者の情報を，診療科ごとの観点で見るために，カスタマイズした関連付けなども可能となる．このように，電子化することで，医療に関する情報へのアクセス性を各段に向上させることができる．

2.4 管理効率改善

廃棄・監査等への対応

前述の情報のアクセス性が向上されることで，医療情報の管理コストも大幅に改善される．倉庫の棚に，紙カルテは紙でまとめ，レントゲンフィルムはフィルムでまとめて保存されることは，サイズ的な問題からよくある．それらはスペースの制約から5年以上保存する必要はないが，同時に古くなった紙カルテやレントゲンフィルムを抽出して，廃棄する必要があることを意味する．どの紙カルテやフィルムが5年以上経っているのかを一つ一つ判別して，廃棄処理を行うことは容易ではない．それには相応の人力と時間を要する．

電子化することで，このような管理のためのコストの問題は一挙に解決される．そもそも電子化することにより，スペースの問題は解決され，5年という期間設定を考慮する必要がなくなる．もし期間を設定して廃棄するような場合でも，電子化されていれば，対象となる情報を容易に特定することができ，その情報を記憶装置から削除するだけで済む．さらに，廃棄の問題だけでなく，監査のための電子カルテ情報とレセプト情報の突き合わせといった場面でも，患者ごとに容易に対応させることができる．これ以外にも，医療情報の種別によるアクセス可能な関係者の範囲設定といった管理の導入が可能となる．

装置と電子情報の管理

もちろん，電子化によって紙ベースには無かった管理も発生する．サーバや記憶装置等の情報基盤の保守管理や，そのための人員の確保も必要になる．しかし，2.2節のスペース効率改善で述べたように，クラウド環境でのサービスも充実してきたことから，装置の集約による情報基盤の管理コストの削減も期待される．すなわち，クラウド上で複数サービスの一部として電子機器を管理することで，情報基盤の管理のためのコストを削減することが可能となる．

クラウド環境を利用するにしても，電子化された医療情報を管理する必要は残る．しかし，医療情報システムの充実により，管理のためのツールも提供されている．適切なデータベースとして管理することで，紙ベースでの管理と比較して医療情報管理のためのコストを大幅に削減することが可能となる．

2.5　共用効果

関係者による情報共有の効率化

　電子化することで，一人の患者に関する情報を様々な関係者が，様々な形で共用することが可能となる．さらに，一人の患者の情報だけでなく，複数の患者の情報を共有することの効果も望むことができる．

　例えば，1つの診療科の中でも，一人の患者に対して医師，看護師，検査技師，事務担当らで電子カルテやレセプトを共有することが想定できる．情報が電子化されていない場合には，もちろん複数の関係者が同時に見ることはできず，物理的に移動させながら逐次的に記入，参照するしかなかった．診療による投薬や会計処理には，物理的に紙のカルテの移動が必要であったし，検査の結果を医師が参照できるようになるまでにはそれなりの時間が必要であった．

　しかし，電子化することで，複数の関係者が時間を置かずに，あるいは同時に参照することが可能になる．患者が会計窓口に回ると，すでに患者の支払いの情報が電子的処理され，検査結果が出るとほぼ同時に，医師がその内容を確認できるようになる．

組織をまたがった情報共有による効果

　また，1つの医療機関の中で，患者が複数の診療科にかかる場合に，情報が電子化されていなければ，患者が診療科を移動するのに合わせて，カルテ等の情報も移動させる必要がある．電子化することで，患者が診療科を移動しても，情報はサーバに置いたままで移動させる必要がなくなる．また，サーバに置かれた情報を，次に述べる二次利用に向けて解析者と共有することで，医療の改善につなげることもできる．

　さらに，複数の医療機関で情報を共有することで，医療機関を越えた知識の共有や，医療の標準化につなげることができる．1つの医療機関の場合には，サーバ上のデータベースを共有することが想定できるが，医療機関をまたがった情報共有のためには，1.2 節で述べた MML [12] や HL7 V2/V3/CDA/FHIR [13, 14] のような医療機関の間で情報をやり取りするデータ形式を定める必要がある．しかし，いったんそのようなやり取りのプロトコルを定めてしまえば，

機関間での情報のやり取りはネットワークを介して容易に行うことができるようになる．実際に，多数の医療機関で電子カルテの情報を共有する試みとして，「千年カルテプロジェクト」が開始されている．「千年カルテプロジェクト」に関しては，4.4.5 項で述べる．

2.6　二次利用の効果

電子化された医療・介護・健康情報の一次利用と二次利用

　ここまで述べてきたように，カルテを電子化することによって，スペース効率改善，情報アクセス性改善，管理効率改善，共用効率改善といった，様々な効果が得られる．それらは電子カルテの「一次利用の効果」と言える．一方，そのような一次利用の効果を前提として，医療機関で電子カルテを導入することで，医療に関するデータが大量に蓄積される．さらに，狭義の電子カルテの情報だけでなく，レセプトや生理計測データ等も同様に，大量に蓄積されることになる．電子カルテやレセプトは複数医療機関の情報を集めるとさらに大量になる．また，生理計測データも個々人で採取するため，全体としては大量のデータを蓄積することになる．

　そのような，大量に蓄積された医療・介護・健康に関するデータを，ビッグデータとして解析することで，さらなる効果が期待できる．そのような解析は，医療従事者はもちろんのこと，患者に対しても有益な情報を提供してくれる．それらは，上述の「一次利用の効果」と対比して，「二次利用の効果」と言うことができる．

電子カルテの二次利用の効果のイメージ

　例えば，電子カルテ中の診療記録等のテキストを解析することで，専門用語の辞書の作成や，新人とベテランとの記述の差を示して新人のための教育に利用することができる．あるいは，電子カルテの中の医療指示（医療オーダ）のシーケンスを解析することで，標準的な医療指示のパターンを抽出することが可能になる．抽出した頻出パターンと，医療従事者が経験に基づいて決めたクリニカルパスとの差異を見ることで，クリニカルパスの改善につなげることや，

新たなクリニカルパスを設定するときの助けにもなる.

　さらに, 医療指示列の頻出パターンの中で, 一部が異なるようなパターンを診療オプションとして抽出して, 医療従事者や患者に提示することができる. それらの診療オプションが発生する要因を推定することや, 診療オプションのリスクやコストを評価することで診療オプションの選択をサポートすることも可能となる.

　様々な検体検査結果等が診療オプションの要因となることも多い. 言い方を変えると, 検査結果によって, 次にすべき検査の内容や医療指示を決める際のサポートが可能になる. つまり, 検体検査結果を考慮したシーケンスを解析することによって, 次にすべき検査の内容や医療行為を推薦することが不可能ではない. さらに, それらを適切に可視化することで, 研修医のようなベテランではない医療従事者へのサポートや, 患者への情報提供という使い方にもつながる.

二次利用のためのアプローチ

　そのような二次利用としての効果を得るために必要となる, 電子カルテに対する様々な解析の手法に関しては, 第 5 章で説明する. さらに, それらの手法で得られた解析結果を実際に医療支援につなげていくことが, 二次利用の具体的な効果といえるだろう.

　電子カルテの解析結果を適用することによる医療支援をまとめてみると, 医療従事者への情報や知識の提供, あるいは医療従事者の判断の際のサポート, さらには患者への情報提供等が考えられる. 言い換えると, そのような情報や知識の提供や判断のサポートが, 医療の改善といった支援につながることが期待される. そのような解析結果を基にした医療支援に関しては, 第 6 章で解説する.

　さらに, 実際の電子カルテデータを用いた解析の結果と, その評価に関しては第 7 章で報告する. 現実に行われた医療行為の履歴に基づく具体的な情報や知識の提供内容から, 電子カルテの二次利用のメリットが実感できるのではないかと思われる.

電子カルテ以外の医療・介護・健康情報の二次利用

　第1章で述べたように，電子化される医療・介護・健康に関する情報として
は，カルテのほかに，レセプト，生理計測データ，医用画像データ，遺伝子デー
タ等がある．それらの電子化においても，通常の一次利用による効果だけでな
く，解析による二次利用の効果が期待される．

　診療報酬等の履歴であるレセプトを蓄積したものを二次利用することの効果
も大きいと考えられる．国民皆保険制度の日本では，すでに全国のほとんどの
医療機関のレセプトが電子化され集約されている．レセプトには診断・経過記
録や検査結果等の情報は含まれないため，それだけでは医療行為の改善等には
必ずしも十分とはいえない面はあるが，そのような悉皆性の高いデータを基に，
1.7節で紹介したNDBプロジェクトが進んでおり，地域の動向や感染症の広
がりを解析する試みもされている[23]．

　生理計測データに対しては，第5章で解説する電子カルテデータと同様の解
析手法を適用できる可能性が高い．さらに，電子カルテと生理計測データを組
み合わせて解析することで，相乗的な効果も期待できる．例えば，様々な高機
能計測デバイスから収集した生理計測データを電子カルテのデータと組み合わ
せることで，医療従事者や患者に対するアラート機能にもつながることが期待
される．

　一方，医用画像データ，遺伝子データの解析手法に関しては，本書で扱う解
析とはアプローチが異なることから，対象外として他書に譲ることにしたい．
しかし，医用画像データ，遺伝子データを解析した結果と，電子カルテを解析
した結果を組み合わせることで，こちらも相乗的な効果を期待することができ
る．例えば，医用画像データを解析した部位とサイズの情報，電子カルテの履
歴の解析結果を組み合わせることで，次の医療行為の推薦の精度を向上させる
ことも可能だろう．

　電子カルテと生理計測データ，医用画像データ，遺伝子データの解析との連
携に関しては，第8章で議論する．

第3章
電子化で考慮すべき事柄

> もし人々の頭の中のライトがついているなら，ちょっと思い出させてやる
> 方がごちゃごちゃいうより有効なのだ.
> ——ドナルド・C・ゴーズ，ジェラルド・M・ワインバーグ[1]

　第1章では医療・健康・介護に関する情報として電子化される対象について，
第2章では電子化によるメリットについて述べてきたが，電子化を進めるにあ
たって考慮しなければならない事柄も多々ある．本章では，電子化する際に情
報を管理する側に求められる指針として示されている内容と，その指針を実現
するために必要な技術を中心に，電子化において考慮すべき事項を整理してみ
たい.

3.1　医療・健康・介護情報の扱いの指針と技術

考慮すべき事項とそれらへの対応

　電子化された医療・健康・介護の情報を保存や交換する際に考慮すべき事項
に対して，ガイドラインとして統一的な指針 (3.2節参照) が必要である．同時
に，提示された指針に対応するためには様々な技術が求められる.

　指針としては，まず医療・健康・介護に関する情報を安全に保存するために
求められる原則が示されている (3.2.1項参照)．また，医療・健康・介護に関す

---

[1]　ジェラルド・M・ワインバーグ (Gerald M. Weinberg) は，物理学の博士号をもつ，ソ
　　フトウェア開発経験のある米国の人類学者で，システム開発に関する様々な法則を含む多
　　くの名著の著者．この一節は，ドナルド・C・ゴーズ (Donald C. Gause) と共著で，何
　　が問題か，誰の問題か等の問題発見の方法について書いた『ライト，ついてますか—問題
　　発見の人間学—』（木村泉 訳）[25] の p.104 より抜粋.

る情報を交換する際には，プライバシーの保護が重要である．プライバシー保護に関しては，国内における法制化だけでなく，国際的な原則も示されている (3.2.2 項参照)．さらに，医療に関するデータの解析に向けた法整備も進んでいる (3.2.3 項参照)．

　一方，そのような指針に対応した情報を安全に保存するための技術として，情報システムの高信頼化技術 (3.3 節参照) やプライバシー保護のための技術 (3.4 節参照)，および情報セキュリティのための技術 (3.5 節参照) が求められている．さらに，医療・健康・介護に関する情報の二次利用を想定したデータベースとして管理する技術 (3.6 節参照) も重要となる．以下では，まず情報の安全な保存と交換の指針について述べた後，指針に関連する技術をデータ工学的見地から概観する．

3.2　安全な情報の保存と交換の指針

3.2.1　電子保存の三原則

医療情報システムに関するガイドライン

　厚生労働省では，医療情報システムの導入を検討もしくは決定する立場にある管理者，ならびにすでに導入し運用している管理者，医療機関等に対して，「医療情報システムの安全管理に関するガイドライン」（以下，ガイドライン）を定めている [26]．その対象は，電子カルテシステムだけでなく，オーダリングシステム，医事会計システムのほか，何らかの形で患者の情報を保有するコンピュータや，閲覧・取得する端末を想定している．

　その中で，電子的な医療情報を扱う際の責任の在り方，継続的な情報資産の保護，個人情報の保護，e-文書法の視点からの「**真正性**」，「**見読性**」，「**保存性**」，およびネットワークを介する医療情報の交換について述べている．ガイドラインの詳細に関しては，[26] を参照いただきたい．本書では，電子カルテを解析することを前提とした技術的な面に焦点を当ててまとめる．

技術面から見た真正性・見読性・保存性

　「真正性」，「見読性」，「保存性」は，1999 年 4 月の厚生省通知「診療録等の電子媒体による保存について」[27] において，いわゆる「**電子保存の三原則**」とされている．以下，文献 [26] にある，それぞれに関する記述を引用する．

- **真正性**：正当な人が記録し確認された情報に関し第三者から見て作成の責任の所在が明確であり，かつ，故意または過失による，虚偽入力，書き換え，消去，及び混同が防止されていることである．なお，混同とは，患者を取り間違えた記録がなされたり，記録された情報間での関連性を誤ったりすることをいう．
- **見読性**：電子媒体に保存された内容を，権限保有者からの要求に基づき必要に応じて肉眼で見読可能な状態にできることである．ただし，見読性とは本来「診療に用いるのに支障がないこと」と「監査等に差し支えないようにすること」であり，その両方を満たすことが，ガイドラインで求められる実質的な「見読性」の確保である．
- **保存性**：記録された情報が法令等で定められた期間にわたって真正性を保ち，見読可能にできる状態で保存されることをいう．

　これら電子保存の三原則を，技術的な面から見た場合，定められた期間，記憶媒体・装置の劣化，障害，外部からの攻撃といった要因に対して，保存された情報が消失したり，書き換えられたりすることを防ぎ，必要に応じて端末等で可読な手段を提供することを意味している．

3.2.2　プライバシー保護の指針

個人情報保護

　電子カルテの解析を想定すると，解析者やその解析結果を参照する第三者が，電子カルテに関連する情報に触れることになる．電子カルテには，個人情報も多く含まれることから，電子保存の三原則だけではなく，プライバシーの保護に対する指針も重要となる．ガイドラインでは，個人情報保護に関する諸法や

指針等で定められた要件を満たすことが求められると示されている [26]. その
うえで, 医療従事者等の関係者には守秘義務が課せられる.

個人情報の保護に関する法律 (いわゆる, **個人情報保護法**) [28, 29, 7] にお
いて, 個人情報とは, 生きている特定の個人を識別できる, 氏名, 生年月日そ
の他の記述等によって作られる記録もしくは個人識別符号が含まれる情報を指
す. 電子カルテ等の医療・健康情報における秘匿しておきたい情報が, 個人を
識別できる情報と紐づけられて意図せずに他人に知られることで, プライバ
シーが保護されない状況が発生する.

紙に記録された電子化されていない医療情報であっても, もちろんプライバ
シーは保護される必要がある. しかし, 物理的な媒体の場合, コピーが出回っ
たとしても, 拡散される範囲は限定的であるのに対し, 一旦電子化された媒体
の場合, ネットワークを介して広く拡散される可能性があり, その影響範囲は
遥かに大きい. このため, 電子化された情報のプライバシー保護は特に重要で
ある.

個人情報保護法は改正を重ねており, その経緯やガイドラインに関しては,
政府の個人情報保護委員会の Web ページ [29] に詳しく, 医療関連分野ガイダ
ンス等もまとめられている. 2017 年 5 月の改正では, 新設の「**要配慮個人情報**
(法第 2 条第 3 項)」で, 医療に関する情報の記載がされている.

OECD 8 原則

プライバシー保護に関しては, 国内だけでなく, 海外での扱いも認識してお
くことが重要である. 経済協力開発機構 (OECD) では, OECD ガイドライン
である「プライバシー保護と個人データの国際流通についての勧告」として,
OECD 8 原則 (個人情報保護の 8 原則) を示している [30]. そこでは,

- **目的明確化の原則**:収集目的を明確にし, データ利用は収集目的に合致
  するべき
- **利用制限の原則**:データ主体の同意がある場合, 法律の既定による場合
  以外は, 目的以外に利用してはならない
- **収集制限の原則**:適法・公正な手段により, かつ情報主体に通知又は同

　　意を得て取集されるべき

- **データ内容の原則**：利用目的に沿ったもので，かつ正確，完全，最新であるべき
- **安全保護の原則**：合理的安全保護措置により，紛失・破壊・使用・修正・開示等から保護するべき
- **公開の原則**：データ収集の実施方法等を公開し，データの存在，利用目的，管理者等を明示するべき
- **個人参加の原則**：自己に関するデータの所在及び内容を確認させ，又は意義申立を保証するべき
- **責任の原則**：管理者は諸原則実施の責任を有する

とされている．

　さらに，EU 加盟国では**一般データ保護規則 (GDPR: General Data Protection Regulation)** が 2018 年から適用されている．GDPR は，個人のデータを EU 域外に移転するための要件を既定しており，違反には厳しい行政罰 (制裁金) が科される [7]．電子カルテの国際的二次利用の研究をする場合には注意が必要である．

3.2.3　次世代医療基盤法

医療に関する研究のために

　投薬情報に基づく薬剤開発や，本書で扱う電子カルテの解析による医療支援といった，電子カルテデータの二次利用の必要性が高まっている．そのような，医療に関するデータを提供して，研究開発の促進に向けた特別な配慮を行うために，**次世代医療基盤法**が 2018 年 5 月に施行された [31]．その目的は，

　　医療分野の研究開発に資するための匿名加工医療情報に関し，匿名加工医療情報作成事業を行う者の認定，医療情報及び匿名加工医療情報等の取扱いに関する規制等を定めることにより，健康・医療に関する先端的研究開発及び新産業創出を促進し，もって健康長寿社会の形成に資することを目的とする．

となっている.

前述の個人情報保護法の 2017 年 5 月の改正では,要配慮個人情報の第三者提供は原則**オプトイン (Opt-in)** として,利用に際して本人の明示的許諾が必要となっているのに対し,その後に制定された次世代医療基盤法では,**オプトアウト (Opt-out)** となり,本人にあらかじめ通知して,本人が提供を拒否しない場合には第三者に提供できるようになった[2]. このため,明示的な拒否がないデータを研究機関等に渡して,解析を行うことが可能になった.

その際には,もちろん匿名化が必須である. このため,次世代医療基盤法では,主務大臣が**認定匿名加工医療情報作成事業者 (認定事業者)** を認定し,その監督を行うことになっている. 医療機関,大学,研究所,企業等の研究機関が**匿名加工医療情報**を利用して研究を行う場合には,認定事業者と契約をすることで,匿名加工医療情報の入手が可能となる. その際,当該研究機関の倫理審査委員会の承認等は不要とされている.

「千年カルテプロジェクト」と NDB の認定

4.4.5 項で紹介する「**千年カルテプロジェクト**」では,次世代医療基盤法に基づき,2019 年 12 月に,内閣府,文部科学省,厚生労働省及び経済産業省を主務府省として,全国の医療機関連携によるデータ共有を行うための一般社団法人**ライフデータイニシアティブ (LDI: Life Data Initiative)** が,認定事業者として認定されている. これは,次世代医療基盤法の施行後,初の事業者認定である [32]. また,認定事業者の委託を受けて事業を行う認定医療情報等取扱受託事業者としては,株式会社エヌ・ティ・ティ・データが認定されている. これにより,複数医療機関にまたがる電子カルテデータを用いた電子カルテに関する研究の促進が期待される.

また,レセプトを扱う NDB に関しても,一般財団法人**日本医師会医療情報管理機構 (J-MIMO: Japan Medical Association Medical Information Management Organization)** が認定事業者,ICI 株式会社と日鉄ソリュー

---

[2] Opt-in, Out-out の Opt は「選択する」という意味で,Opt-in は中に入ることを選択,つまり第三者提供の対象者となることを選択することで,Opt-out は外に出ることを選択,つまり対象者とならないことを選択することを示している.

ションズ株式会社が認定医療情報等取扱受託事業者として認定され，レセプト
の解析が行われている．LDI と J-MIMO は，2021 年 4 月に**匿名加工認定事
業者連絡協議会**を設立している [33]．なお，2021 年 11 月時点で認定されてい
るのは，この 2 事業のみである．

3.3　安全な情報保存のための高信頼性設計

3.3.1　ディペンダブルなシステムの実現

内部の故障と外部からの攻撃への耐性

　3.2.1 項で述べた，医療・健康・介護に関する情報の安全な管理のためのガイ
ドラインとして示されている，「真正性」，「見読性」，「保存性」という電子保存
の三原則や個人情報保護法に対して，それらを実現する技術が求められる．そ
れらは，医療・健康・介護に限らず，従来から様々な情報を扱うシステムにお
いて，故障や外部からの攻撃等に対して開発されてきた技術となる．

　システムの一部の故障のため発生するエラーにより，システムが提供する機能
に障害が生じないことを**耐故障性 (フォールトトレランス：Fault Tolerance)**
と呼ぶ．一方，一時的なサービスの停止があることを前提に，停止期間をでき
るだけ短くすることを**高可用性 (High Availability)** と呼ぶ．また，システ
ムとして，耐故障性あるいは高可用性をもたせるように設計することを，**高信
頼性設計 (High Reliable Design)** と呼ぶ．さらに，内部で発生する故障だ
けでなく，外部からの攻撃等に対しても，システムとして信頼できることを
ディペンダビリティ (Dependability) と呼ぶ．それらの実現のために，長年
にわたって研究開発が進められてきている．

電子保存三原則実現のために

　電子保存の三原則のためには，高可用性よりも耐故障性を重視し，記憶媒
体・設備の劣化等による故障に対して，その中に保存された情報が消失しない
ようにするとともに，外部からの攻撃にも耐えられるような高いディペンダビ
リティをもつことが求められる．

　耐故障性を実現するための基本的なアプローチは，冗長化である．情報を記憶する**ストレージシステム (Storage System)** においては，一部の記憶媒体，設備に不具合が発生して，そこに保存されたデータが利用できなくなっても，冗長化されたデータを使って復旧することができる．ストレージシステムだけでなく，情報システム全体を冗長化させるアプローチもある．

3.3.2　情報の記憶におけるディペンダビリティ

高信頼ストレージ技術の例

　ストレージシステムにおける冗長化の例としては，同じデータを2つ以上の異なる記憶媒体や装置に複製を保存する方法である**ミラーリング (Mirroring)**や**プライマリバックアップ (Primary-Backup)** 構成，あるいは**消失訂正符号 (Erasure Code)** を用いる方法などが考えられる．ミラーリングとプライマリバックアップの違いは，ミラーリングではデータの更新が同時に反映されることを前提とするのに対し，プライマリバックアップの場合には，プライマリとバックアップの間の時間差を許容するところにある．

　消失訂正符号としては様々な符号が存在するが，ストレージシステムでよく用いられる構成である **RAID (Redundant Array of Inexpensive (Independent) Disks)**[3]のレベル3から5では，**パリティ (Parity)** と呼ばれるデータ中の1の個数の偶奇を示すデータを用いている．なお，3，4，5は，RAID 中のデータの更新方法が異なる．また，RAID のレベル1はミラーリング，レベル2は**エラー訂正コード (ECC: Error Correcting Code)** を用いている．レベル1と2，および3から5は，冗長化のデータ量，信頼性，性能が異なる．冗長化のデータ量の少なさの面では，レベル3から5が優れている．

---

[3] David Patterson が RAID と命名した当時は，安い (Inexpensive) HDD は，高価な HDD と比較すると，性能が悪く，信頼性も低いが，RAID 構成にすると性能も信頼性も良くなるということで Inexpensive を入れていた．近年，価格による性能や信頼性の差がほとんどなくなってきたことから Independent を使うようになっている．

データが失われるまでの平均時間

　信頼性の面については，David Patterson による最初の RAID 提案の論文 [34] で，記憶装置の故障までの平均時間である **MTTF (Mean Time To Failure)** を基に，ストレージシステム中のデータが失われるまでの平均時間である **MTTDL (Mean Time To Data Loss)** を求める算出式を示している．その算出式によると，RAID レベル 5 の分散パリティ更新構成の RAID で，十分長い期間データは失われないことが示されている．

　最近の HDD カタログ上での MTTF は，HDD 単体で 1,000,000 時間，つまり 100 年以上となっている．これは，冗長化をせずに，システムで利用する HDD の台数を 100 台にすると，MTTDL は 1 年程度となる．言い換えると，100 台利用すれば，確率的には 1 年程度で 1 台故障することを意味する．RAID レベル 5 の構成にすることで，100 台利用しても MTTDL は計算上 10,000 年以上に延びる．

　ただし，RAID レベル 3 から 5 では，その構成上，1 つのパリティグループ内で 2 台以上のディスクが故障するとデータが失われる．重要な情報の損失の可能性をできるだけ下げるため，複数の消失訂正符号を組み合わせて二重故障に耐える RAID レベル 6 や，多重のミラーリング，異なる RAID 構成の組み合わせ等も用いられている[4][36]．

　医療情報の場合，電子保存の三原則における保存性の実現を考えると，高い信頼性を担保することが求められる．単純なミラーリングが適する場合も多いと考えられるが，コストも考慮して構成を検討していく必要がある．

外部からの攻撃に対するストレージの耐性

　外部からの攻撃によるデータの消失や改竄に対しても，冗長化はある程度有効である．例えば，プライマリ・バックアップ構成のような多重化を行い，バックアップをオフライン化しておくことで，データを消去してしまう攻撃や，

---

[4] 筆者らは，1990 年代，データを 2 次元ネットワーク上に分散させ，二種類のパリティグループをオーバーラップして配置することで，RAID レベル 6 と同じ冗長度で，RAID レベル 6 よりも高い信頼性が得られる手法を提案している [35] が，2 次元ネットワーク上での展開はコスト的に弱点があった．

ランサムウェアのような攻撃者がデータを暗号化して使えなくしてしまう攻撃に耐性をもたせることが可能である．つまり，プライマリが攻撃されて消失したり，利用不能になったりしても，オフラインのバックアップがあれば，データをリカバリすることができる．

しかし，RAIDのような消失訂正符号を用いたアプローチは，記憶装置の一部のみを攻撃するような場合を除いて，一般的には無力である．ミラーリングにおける同一データを複数の記憶装置に同時に書き込む多重化も，攻撃の影響が全コピーに及ぶため，耐性がない．つまり，故意あるいは過失による，虚偽入力，書き換えに対しては，単なる冗長化のアプローチでは不十分である．

3.3.3 ブロックチェーン技術

消失・改竄への耐性

分散データベース技術の一種である**ブロックチェーン (Blockchain)** の技術 [37] を用いると，上記のような攻撃に対して，ある程度の耐性をもつことが可能になる．ブロックチェーン技術は，元々はビットコインのような仮想通貨を実現するために提案された技術で，分散した多数のノードにチェーン状にした情報を重複して蓄積させる．チェーン構造を採用することで，複数のノード上の更新処理の一貫性を保つ工夫を入れている．

多くの独立した分散ノードで，同じ情報を遅延を許しながら重複して蓄積させるように更新を制御することで，一部のノードが攻撃されても，過半数のノードが書き換えられない限り，情報の改変や消失をさけることができる．このため，改変や消失が許されない仮想通貨で採用されている．もちろん，過半数を超えたノードが攻撃された場合には耐性を実現できないが，仮想通貨の場合には非常に多数のノードを想定している．ある程度の耐性とは，そのような状況を指している．

仮想通貨以外にも，そのような耐消失性，耐改竄性が求められるアプリケーションにブロックチェーン技術を採用する動きが活発である．電子カルテをはじめとする医療・健康・介護情報の蓄積に対してもブロックチェーンの技術を適用することで，ある程度の真正性と保存性を実現できる．しかし，ブロック

チェーンの弱点は，解析における処理速度の遅さと，プライバシーの保護ができない点である．

3.4　プライバシー保護のための技術

3.4.1　仮名化・曖昧化・匿名化

個人の特定をさけるために

　プライバシーを保護する手段として，対象とするデータの仮名化，曖昧化，匿名化，暗号化などがある．仮名化とは，実名をなんらかの方法で実名とは無関係の名前に置き換えることで，個人の特定を避けるためのものである[5]．考察のための例として，表 3.1 に示すような架空の患者情報を考える．

表 3.1　患者情報の例

実名	年齢	性別	病名
佐藤太郎	22	男性	うつ病
鈴木花子	25	女性	バセドウ病
高橋次郎	25	男性	うつ病
田中良子	31	女性	バセドウ病
伊藤三朗	31	男性	胃癌
渡辺優子	36	女性	胃癌

　氏名（実名）や識別番号（ID）などの個人を特定できる属性（表の列の実名）を**識別子 (identifier)**，年齢や性別などの単体では特定できないが，ほかの情報と組み合わせることで個人が特定できる可能性のある属性を**準識別子 (quasi-identifier)**，病名や収入など他人に知られたくない情報の属性を**センシティブ（要配慮）データ (Sensitive Data)** と呼ぶ [38]．

　表 3.1 の識別子である実名を仮名化して，準識別子である年齢を曖昧化したものを表 3.2 に示す．

---

[5] 以前は，識別情報を分離し，実名と仮名の対応表を残すことで，権限がある人だけが個人を特定した情報にアクセスできるようにしたものを連結可能匿名化，ランダムな ID や番号を付加して，対応表を残さないものを連結不可能匿名化と呼んでいた．2017 年 5 月の研究倫理指針の改正により，連結可能匿名化，および連結不可能匿名化という呼称は使わないことになった．

表 3.2 仮名化と曖昧化

仮名	年代	性別	病名
abc012	20 代	男性	うつ病
def345	20 代	女性	バセドウ病
ghi678	20 代	男性	うつ病
jkl901	30 代	女性	バセドウ病
mno234	30 代	男性	胃癌
pqr567	30 代	女性	胃癌

　仮名化の方法としては，MD5, SHA-1, SHA-256/512 といった一方向性ハッシュ関数 [39] を用いることが可能である．MD5 の場合には，任意の長さの文字列を 128bit，SHA-1 の場合は 160bit，SHA-256 の場合は 256bit，SHA-512 の場合には 512 bit 長のビット列に変換し，同じ文字列には同一の値が対応する．いずれも，一方向性で，基本的には仮名から実名への変換はできないが，実名の候補がわかっている場合には，同一の値になるので，特定される可能性は残る．また，異なる入力が同じ値になる衝突性があることも知られている．

k-匿名化

　準識別子である年齢が曖昧化されていなかった場合には，佐藤太郎という実名を，abc012 という仮名に置き換えてあったとしても，例えば背景知識として，佐藤太郎氏の年齢が 22 歳だと知っていて，ほかに 22 歳の患者がいないこともわかっていれば，佐藤太郎氏の病名が特定できてしまうことになる．このような組み合わせによって特定できてしまう問題を回避するため，間接的に個人が特定できる属性の組み合わせで同一のものとなるものが k 以上存在するように曖昧化することで，特定を避ける手法は k-匿名化 (k-Anonymity) と呼ばれる [40]．k の値が大きいほど，高いレベルのプライバシーを提供している [38]．

　表 3.2 の場合，年齢を 20 代，30 代のように曖昧化することで，20 代という情報だけでは 3 人のうちの誰かを特定することはできない．つまり，ほかの準識別子を考慮しない場合には $k = 3$ の k-匿名化ということになる．しかし，年代だけでなく，年代と性別を組み合わせて，20 代の女性が一人ということがわ

かれば，背景知識から鈴木花子氏の病名がわかってしまう場合もある．k-匿名化の場合，そのような属性を組み合わせても k 人以上存在するように曖昧化を行う．今回の例でいえば，20 代と 30 代を一緒にして 20-30 代とすれば，性別と組み合わせても $k = 3$ の k-匿名化が実現できていることになる．

3.4.2　解析における曖昧化の影響

曖昧化と有用性

　表 3.2 に示すような曖昧化をしても，解析により，例えば，20 代にはうつ病が多く，30 代には胃癌が多いといった情報が得られる場合もある．一方，20 代，30 代という曖昧化によって，25 歳から 31 歳までの女性にはバセドウ病が多いといった情報が得られなくなる可能性が残る．さらに，上述したように，性別と年代を組み合わせて $k = 3$ の k-匿名化が実現するために，20-30 代のようにしてしまうと，この例のように，ほかに年代のデータが無い場合には年齢の情報を解析に使う意味がなくなってしまうことになる．このように，k-匿名性を満足するためにデータを曖昧化することは，電子カルテの二次利用における解析結果に悪影響を与えることになる．

　解析結果がどの程度利用できるかを示す指標として，**データ有用性指標（Data Utility）** を使う．どの程度悪影響を与えるのかがわかるように，曖昧化を乱数を加える**乱雑化**と捉えて，データ有用性指標との関係から定式化する**差分プライバシー (Differential Privacy)**[41] というアプローチがある．実際に，電子カルテの解析に差分プライバシーの概念を導入した研究も行われている [42]．いずれにせよ，曖昧化や乱雑化することでプライバシー保護の強度は上がるが，解析の精度は下がるというトレードオフが存在する．

　背景知識による攻撃への耐性という面から見ると，表 3.2 の情報を性別を隠して公開した場合でも，バセドウ病が女性に多い疾患であるという背景知識があると，def345 は女性で 20 代であるから，鈴木花子氏であると特定できてしまう可能性がある．このような攻撃に対応するために，k-匿名性を保ちながら解析対象の属性が l 種類の**多様性 (diversity)** をもつように匿名化するものとして，**l-多様性 (l-diversity)** という指標を用いる方法が提案されてい

る．あるいは，l-多様性に加えて属性のグループ間の距離を導入した **t-近似性 (t-closeness)** という指標も提案されている [38]．しかし，これらの導入は，データ有用性を下げることになる．

3.5 情報セキュリティのための技術

3.5.1 暗号化と解析

暗号化の必要性

　データ有用性を下げずに解析するためには，曖昧化や乱雑化するのではなく，データを暗号化し，暗号鍵を管理することで意図しない対象者へのデータの開示を避けるアプローチがある．個々のセンシティブデータは暗号化で隠ぺいし，解析結果としての統計的な情報のみを開示することで，プライバシー保護を実現する．

　また，4.4.5 項で紹介する「千年カルテプロジェクト」のように多医療機関の電子カルテを集積して解析する場合にも，集積する際に暗号化が求められる．蓄積されているデータを通信路を使って移動する際に，専用の回線を使うこともあるが，様々な機関をまたぐことを想定すると，インターネット回線を使うことで柔軟性が高くなり，安価でもある．しかし，インターネット回線は，様々な中間ノードを仲介して転送されるため，転送中のデータを傍受される危険性が常に存在する．つまり，インターネットを使って電子化された医療・健康・介護のデータをやり取りする場合には，プライバシー保護の観点から，転送するデータを暗号化することが必須である．

　なお，暗号化以前の問題ではあるが，電子カルテデータを集積する際には，集積する前に匿名化する方法と，集積した後に解析機関に渡す時点で匿名化する方法がある．プライバシー保護の観点からは，集積する前に匿名化するほうが安全である．解析のみを前提にする場合にはそれでよいが，患者の移動等を想定した，患者情報の複数医療機関間での共有をする場合には，匿名化にも工夫が求められる．

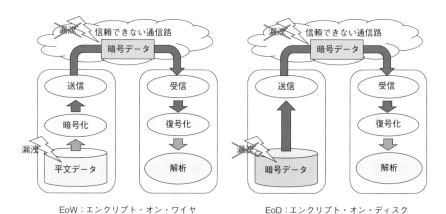

図 3.1　通信路とディスク上の暗号化

通信路の暗号化とデータベースの暗号化

　データを暗号化して転送する場合に，通信路上だけを暗号化する方法と，あらかじめ蓄積する際に暗号化しておいて，その暗号のまま通信する方法がある．**前者をエンクリプト・オン・ワイヤ (EoW: Encrypt on Wire)，後者をエンクリプト・オン・ディスク (EoD: Encrypt on Disk) と呼ぶ** [43]．それぞれを図 3.1 に示す．

　EoW は，同じデータを何度も転送する場合，通信のたびに暗号化処理と復号化処理が必要になるのに対し，EoD では，その都度の暗号化処理を省くことができる．さらに，蓄積されたデータが流出した場合にも，EoW では内容がそのまま漏洩してしまうが，EoD であれば暗号鍵が漏れない限り，内容が漏洩することはないというメリットがある．

　つまり，性能面とセキュリティ面から見た場合には，EoD のほうが優れているといえる．医療・健康・介護情報を集積して蓄積する場合にも，格納された情報を暗号化しておく EoD が望ましい．

暗号化の方式の概観

　現在利用されている暗号化の方式は，大きく分けて，**共通鍵暗号方式 (Common-key Cryptosystem) と公開鍵暗号方式 (Public-key Cryp-**

tosystem) の 2 種類がある [39]. 共通鍵暗号方式は, 暗号化時と復号化時で同じ共通の鍵を使う方式であるのに対し, 公開鍵暗号方式は公開鍵と秘密鍵のペアを用いる方式である. このため, それぞれ**対称鍵暗号方式 (Symmetric-key Cryptosystem), 非対称鍵暗号方式 (Asymmetric-key Cryptosystem)** と呼ばれることもある [44].

それぞれに対して様々な暗号が提案されているが, 代表的な共通鍵暗号としては **DES: Data Encryption Standard, AES: Advanced Encryption Standard** 等, 公開鍵暗号としては, **RSA: Rivest-Shamir-Adleman, ElGamal, Paillier** 等がある. RSA 暗号と Paillier 暗号は, 桁数の多い素数の合成数の素因数分解問題の困難性を, ElGamal 暗号は位数の大きな群の離散対数問題の困難性を基にしている. 暗号の強度の違いなどに関しては, [44, 39] 等の文献を参照されたい.

共通鍵暗号方式では, 暗号化して送信する側で使った鍵と, 受信する側で復号化する鍵が同一でなければならないが, その共通の鍵を共有するために, インターネットのような信頼できない通信路では送付できない点が問題となる.

一方, 公開鍵暗号方式の場合には, データを受け取る側で公開鍵と秘密鍵のペアを用意しておき, 公開鍵を信頼できない通信路で送信側に送る. 送信側では, その公開鍵を使ってデータを暗号化して受信側に送付する. 受信側でもつ秘密鍵を使って復号化することで, 信頼できない通信路でもデータが送受できる. 公開鍵と暗号化されたデータが傍受者に渡っても, 秘密鍵がないと復号化できないので, 内容が漏洩することはない.

3.5.2 公開鍵と共通鍵の組み合わせ

一時的共通鍵の生成と共有

公開鍵暗号方式の暗号化・復号化処理は, 共通鍵暗号方式の暗号化・復号化処理に比較すると重く, 特にデータ量が増えた場合には, 処理時間が問題になる. そこで, 現在多用されている **SSL (Secure Socket Layer) / TLS (Transport Layer Security)** では, 一時的な共通鍵を乱数で生成し, その共通鍵を公開鍵暗号方式で送ることで共有し, その共通鍵を使って処理の比較的軽

い共通鍵方式で量の多いデータをやり取りしている [39]. ここでの SSL/TLS とは, いずれもインターネット上での共通鍵, 公開鍵, 認証局による証明書を組み合わせた通信規格 (プロトコル) 名で, TLS は SSL の脆弱性に対応した後継プロトコルである.

ただし, 公開鍵と共通鍵を組み合わせただけでは, 間に入ってなりすましを行う**中間者攻撃**を受ける恐れがある. 中間者攻撃とは, 対象のサーバとの間に入り, サーバのふりをして自分の偽の公開鍵を相手に渡して共通鍵を取得する一方, サーバにはサーバの公開鍵で自分の共通鍵を送り, それぞれの間の通信を成立させて, 盗聴や改竄を行う攻撃である.

SSL/TLS では, この中間者攻撃を避けるために, 最初に公開鍵を送る際に, **認証局 (CA: Certification Authority)** が発行する SSL サーバ証明書を付けて送る. 受け取った側で, 3.5.3 項で述べる電子署名により SSL サーバ証明書の正当性を確認することで, 共通鍵共有のための偽の公開鍵によるなりすましを避けることができる.

SSL/TLS の流れ

以降, 本書では, 平文 (plain text) のメッセージ (message) m^p を暗号鍵 (encryption key) k で暗号文 (cryptogram) のメッセージ m^c に**暗号化 (encrypt)** することを

$$m^c = e(m^p, k)$$

m^c を k で m^p に**復号化 (decrypt)** することを

$$m^p = d(m^c, k)$$

と記すことにする. また, 保有者 x の共通鍵は ck_x, 公開鍵は pk_x, 秘密鍵は sk_x で表すことにする.

図 3.2 は, その記法を用いて, 以下の SSL/TLS の流れを示している.

1. サーバ (s) 側で, 公開鍵方式の公開鍵と秘密鍵のペア (pk_s, sk_s) を生成し, 公開鍵 pk_s を認証局に登録し, SSL 証明書を受ける.

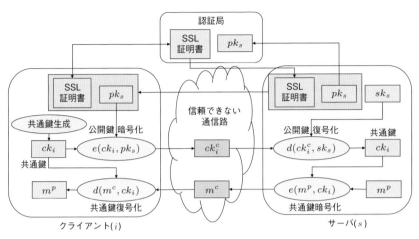

図 3.2 SSL/TLS

2. クライアント (i) 側に SSL 証明書と公開鍵 pk_s を送る.

3. クライアント側で一時的な共通鍵 ck_i を生成し,公開鍵 pk_s で暗号化 $e(ck_i, pk_s)$ した ck_i^c をサーバ側に送り返す.

4. サーバ側では秘密鍵 sk_s により復号化 $d(ck_i^c, sk_s)$ して,一時的な共通鍵 ck_i を得る.

5. サーバ側で一時的な共通鍵 ck_i でメッセージ m^p を暗号化 $e(m^p, ck_i)$ して,暗号文 m^c を生成し,クライアント側に送る.

6. クライアント側で受け取った m^c を一時的な共通鍵 ck_i で復号化 $d(m^c, ck_i)$ して,メッセージ m^p を受け取る.

信頼できない通信路には,暗号化された ck_i^c と m^c しか流れず,セキュリティが保たれる.

医療・健康・介護情報のセキュアなやり取り

Web サイトの URL に含まれる https の最後の s は,認証局の証明書を使った SSL/TLS に従って通信していることを示している.http は **HyperText Transfer Protocol** の略で,その中で SSL/TLS を採用していることから

https と表記される.

　http での通信方法は, 人間が Web サイトを利用する場合以外に, マシンとマシンが通信する場合でも利用される. つまり, 1.2 節で紹介した MML [12] や HL7 V2/V3/CDA/FHIR [13, 14] で記述した医療・健康・介護情報を医療機関同士がやり取りする場合や, 医療機関から解析機関に送って二次利用する場合にも, http を利用することが想定される. その際, セキュリティを確保するために, EoW (エンクリプト・オン・ワイヤ) として SSL/TLS を使うか, EoD (エンクリプト・オン・ディスク) として格納しておく際にも暗号化しておくかは, 格納するサーバーの管理者がどの程度信頼でき, サーバー自体がどの程度堅牢であるかに依存する.

3.5.3　電子署名

公開鍵方式による電子署名

　公開鍵暗号方式の公開鍵と秘密鍵のペア (pk_i, sk_i) は, 送信者 i 側で平文の署名 (Signature) 情報 S_i^p を i の秘密鍵 sk_i で暗号化

$$S_i^c = e(S_i^p, sk_i)$$

することで, **電子署名 (Electronic Signature)** としても利用することができる. これは, i の公開鍵 pk_i で復号化

$$S_i^p = d(S_i^c, pk_i)$$

して署名情報 S_i^p を得ることができる暗号文 S_i^c を生成できるのは, i の秘密鍵 sk_i を知っている本人のみであるためである. 実際には, 署名情報 S_i^p にはハッシュ関数によって生成されるハッシュ値が用いられる.

　特に, 認証局による公開鍵の証明書を発行する際に, この電子署名を用いるが, そのための基盤を**公開鍵暗号基盤 (PKI: Public Key Infrastructure)** と呼ぶ [45]. SSL/TLS における認証局による SSL サーバ証明書もこの PKI の仕組みを利用している. また, マイナンバーも PKI に基づく公的個人認証サービスの例である.

医療分野では，医療機関が発行する文書の認証や，医師や看護師の国家資格を認証する仕組みとして，**保健医療福祉分野公開鍵基盤 (HPKI: Healthcare Public Key Infrastructure)** が用意されている [7]．本書で対象とする電子カルテの内容を認証する場合や，機関間で医療・健康・介護情報をやり取りする場合にも利用される．

3.5.4 暗号データの共有

暗号と複数利用者

通信路上のみ暗号化を行う EoW では SSL/TLS を想定するのが一般的であるが，暗号化したデータを格納する EoD では一次的な共通鍵を作って共有する必要はない．しかし，単純な EoD のデータを複数利用者が使う場合には，たとえ公開鍵を用いても，データを共有するメンバー間で共通鍵同様に秘密鍵を共有しないと復号化することができない．つまり，暗号化して蓄積されたデータを復号化するための暗号鍵が，共通鍵にしろ秘密鍵にしろ，必要となる．その際，電子カルテの二次利用を想定し，解析を行う担当者間で暗号鍵を共有することは，セキュリティ上は好ましくない．

これに対応する方法として，利用者と暗号化されたデータベースの間にプロキシと呼ばれる仲介者をおいて，プロキシの上で**プロキシ再暗号化 (Proxy Reencryption)** を用いる手法が提案されている [46, 47, 48, 49]．ElGamal 暗号ベースのプロキシ再暗号としては，**BBS (Blaze, Bleumer, Strauss) 暗号** [50] が提案されている．

プロキシ再暗号化は，平文に復号化することなく，暗号文を異なる暗号鍵の暗号文に再暗号化する方式である．患者も医療従事者も解析者も，自分の個人の暗号鍵を用いて，平文を生成しない再暗号化が可能なプロキシ再暗号化を使うことで，意図しない情報の漏洩を防ぎながら，健康・医療・介護等の情報の二次利用が可能になる．

プロキシ再暗号化によるデータの共有

平文のメッセージ m_1^p を格納する場合，まず，利用者 i の公開鍵 pk_i で暗号

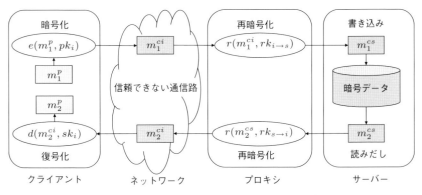

図 3.3　プロキシ再暗号化によるデータの共有

化 $e(m_1^p, pk_i)$ した暗号文

$$m_1^{c_i} = e(m_1^p, pk_i)$$

を信頼できない通信路でプロキシに送る．プロキシ上のプロキシ再暗号化処理では，利用者 i の公開鍵で暗号化された $m_1^{c_i}$ を，再暗号化鍵 $rk_{i \to s}$ を使って，平文に戻すことなく，再暗号化

$$m_1^{c_s} = r(m_1^{c_i}, rk_{i \to s})$$

する．これにより，EoD のデータ $m_1^{c_s}$ は，システムの公開鍵 pk_s で暗号化された形で格納することになる．

　逆に，EoD のシステムの公開鍵 pk_s で暗号化されたデータ $m_2^{c_s}$ を読みだす場合，プロキシ上で平文に戻すことなく，再暗号化鍵 $rk_{s \to i}$ を用いて，利用者 i の公開鍵 pk_i で暗号化された $m_2^{c_i}$ に再暗号化

$$m_2^{c_i} = r(m_2^{c_s}, rk_{s \to i})$$

する．この $m_2^{c_i}$ は，利用者 i のもつ秘密鍵 sk_i で，平文 m_2^p に復号化

$$m_2^p = d(m_2^{c_i}, sk_i)$$

できる．この様子を図 3.3 に示す．

送付時に再暗号化の処理が入るため，送付前のデータの暗号化処理が不要となる EoD のメリットは相殺されるが，格納されたデータの流出による内容の漏洩を防げるメリットは残る．秘密鍵は個々の利用者のみがもち，プロキシやデータ蓄積装置（データベース）は，復号化のための秘密鍵をもたないことから，プロキシやデータ蓄積装置の管理者が信頼できない場合でも，データの中身が平文として漏れることはない．

単純なプロキシ再暗号化だけでは，利用者と管理者が結託することでデータが漏れる危険性はある．このため，筆者の研究グループでは，利用者のレベルを設定するとともに，単方向性で耐結託性をもつプロキシ再暗号化を利用することで，任意の二者間の結託に耐性をもつデータ共有の方法を提案している [47, 49].

3.5.5 暗号データの検索

暗号データの一致検索

データ転送路だけでなく，データ蓄積時にもデータを暗号化して情報漏洩を防ぐことは，プライバシー保護の観点から好ましい．一方で，検索や解析処理の観点から見ると，データ蓄積時に暗号化されていることによる課題が生じる．平文に復号化してから検索や解析を行うことも考えられるが，プライバシー保護の面からは，できるだけ暗号文のまま処理することが望ましい．以下にそのアプローチを紹介する．

暗号化には，**確定的暗号化 (Deterministic Encryption)** と**確率的暗号化 (Probabilistic Encryption)** がある．同一の平文 $m_1 = m_2$ と同一の鍵 $k_1 = k_2$ に対して，同一の暗号文

$$e(m_1, k_1) = e(m_2, k_2)$$

を生成するのが確定的暗号化であり，異なる暗号文

$$e(m_1, k_1) \neq e(m_2, k_2)$$

を生成するのが確率的暗号化である．確定的暗号化を用いることで，暗号化したままでのデータ一致検索は可能である．また，曖昧化のところで紹介した

MD5, SHA-1, SHA-256/512 といった一方向性のハッシュ関数を用いて，ト
ラップドア (Trapdoor) と呼ばれる検索用の属性を用意して検索を行う方法
もある．ただし，確定的暗号化や一方向性ハッシュの利用は，出現頻度があら
かじめわかっているデータへの頻度分析型攻撃に対する脆弱性をもつ [44]．

暗号データの範囲検索・集約演算

　さらに，確定的暗号化や一方向性ハッシュの利用では大小比較，範囲検索，
総和，平均等の集約演算は不可能である．1.3 節で述べたような検体検査の結
果や，1.8 節で述べたような生理計測データを扱う際には，実際の値の平均値
や大小比較は重要である．正常値の範囲との乖離レベルで示すことで一致検索
で対応できる場合もあるが，それだけでは不十分である．

　一方，暗号のまま演算を行うことが可能な，**準同型暗号 (HE: Homomorphic
Encryption)** が提案されている．可能な演算により，

- **乗法準同型暗号 (Multiplicative Homomorphic Encryption)**：
$$e_m(m_1, k) \times e_m(m_2, k) = e_m(m_1 \times m_2, k)$$
- **加法準同型暗号 (Additive Homomorphic Encryption)**：
$$e_a(m_1, k) + e_a(m_2, k) = e_a(m_1 + m_2, k)$$
- **完全準同型暗号 (Fully Homomorphic Encryption)**：
$$e_f(m_1, k) \circ e_f(m_2, k) = e_f(m_1 \circ m_2, k)$$

がある．ここで，∘は任意の二項演算を示す．RSA 暗号や ElGamal 暗号等は
乗法準同型暗号であり，加法準同型暗号には Paillier 暗号等がある．IBM に
よる完全準同型暗号のツールキットも公開されている [51]．

　加法準同型暗号あるいは完全準同型暗号を用いることで，総和や平均の集約
演算が可能となる．また，完全準同型暗号を用いることで，大小比較による検
索も可能である．例えば，格納されている値を v_d，問い合わせする値を v_q と
したときに，乱数 r を用いて，サーバ側で

$$e_f(r, k) \times (e_f(v_d, k) - e_f(v_q, k))$$

の計算を暗号化したまま行い，その結果として

$$e_f(r \times (v_d - v_q), k)$$

を復号化し，その値の正負を判定することで，v_q と v_d の大小の比較をすることができる．このとき，r を正の乱数としておけば，復号化した結果の値である $r \times (v_d - v_q)$ が正であれば v_d のほうが v_q より大きいことがわかるが，実際の v_d を知ることはできない．

このように，暗号データの検索や集約演算処理において，完全準同型暗号の利用は有望である．ただし，現在までに提案されている完全準同型暗号は，暗号化，復号化の処理に時間がかかることが問題となっている．今後，高速に暗号化，復号化が可能な完全準同型暗号の開発が期待されている．

秘密計算による大小比較

このほか，準同型暗号ではなく，格納されている値 v_d と問い合わせする値 v_q をビットで分割した大小のみを示す比較結果 $cmp(v_q, v_d)$ に，置換 $\pi_{i,j}$ と誤差 $e_{i,j}$ を付加して格納しておくことで，大小比較をする秘密計算の方法も提案されている [52]．ここで，i は分割の番号，j は比較対象のビットの位置を表す．置換と誤差が秘密鍵となっており，格納されている情報から元の v_d の算出は不可能であるが，v_q のビットの位置から j を特定し，置換をして誤差を差し引くことで v_q との等号を含む大小比較の結果のみを得ることができる．完全準同型暗号よりは，高速に範囲検索が可能となるが，さらなる高速化が望まれる．

筆者の研究グループでは，プロキシ再暗号化を用いた暗号化データに対して，大小比較の秘密計算を行うトラップドアを組み合わせる方法を提案している [47]．また，その検索の高速化のために Trie 型分岐構造を用いる方法も提案している [49]．プロキシ再暗号によって暗号化されたデータは，再暗号鍵に対応する秘密鍵をもつ利用者しか復号化できないが，トラップドアでの秘密計算により，大小比較による検索は可能なため，大小比較で条件を満足する暗号化データのみを利用者に送り，利用者側で復号化を行うことができる．

以上で述べてきたように，データを暗号化して格納しておく EoD（エンクリプト・オン・ディスク）に対し，暗号化したままのデータの共有や，大小比較

を含めた検索，集約演算は，技術的には可能である．一方で，性能的な面での課題は残っている．今後技術が進むことで，性能的な面での課題も解決されることを期待したい．

3.6　医療情報データベースに関する技術

3.6.1　医療情報データベースのモデル

関係データモデル

現実世界の様々な事象をデータベースとして反映させる場合には，データをどのようにモデル化するかが重要になる．医療に関する情報は，画像等を除き，多くの場合は**関係データモデル (リレーショナルモデル)** を用いて，表の形で記録される．

3.4.1 項で示した表 3.1 は，関係データベースの例である．医療情報データベースの場合，オブジェクト指向データモデルや，1.2 節で紹介した MML をそのままデータベースとして扱う XML データモデル等の別のモデルを用いることもある．あるいは，データベースを想定せずに，HL7 CDA 形式で蓄積する **SS-MIX (Standardized Structured Medical Information eXchange) ストレージ** [53, 14] もある．ここでは，データ解析の前提として，関係データモデルを想定して話を進める．

関係データモデル自体は，1970 年に数学の集合論をベースとして，Edgar F. Codd によって提案され，非常に長い歴史をもつ．集合に基づいていることから，代数あるいは論理による扱いや正規化などの確固とした理論的背景に加え，様々な最適化された処理手法等がすでに確立されている．

関係データベースに関する書籍は多数出版されているので，詳細はそちらを参照されたい．ここでは，5.8 節での統計解析の説明を想定し，関係データベースへの問い合わせ言語として広く用いられている **SQL** の非常に簡単な説明にとどめる．

SQL は，IBM で開発された構造化した英語表現による問い合わせ (Structured English Query Language) で，データベースへの問い合わせをわかりやすく記

述できる問い合わせ言語である．SELECT 句のあとに出力したい属性名 (表の
列の名称)，FROM 句のあとに対象とする関係名 (表の名前)，WHERE 句の
あとに条件を記載する．例えば，表 3.1 に対して，30 歳代の女性の病名と年齢
を抽出したい場合には，

```
SELECT 病名，年齢
FROM 患者情報
WHERE 性別 = "女性"
AND 年齢 >= 30 AND 年齢 < 40;
```

といった形で記入でき，表 3.3 のような結果が得られる．

表 **3.3** 表 3.1 における 30 歳代女性の病名と年齢の検索結果

病名	年齢
バセドウ病	31
胃癌	36

また，SQL には様々な便利な機能が準備されている．例えば，病名ごとの平
均年齢を求めるような場合には，

```
SELECT 病名，AVG(年齢) AS 平均年齢
FROM 患者情報
GROUP BY 病名;
```

といった形で簡単に記述できる．この場合の結果は，表 3.4 のように出力する
ことができる．

表 **3.4** 表 3.1 における病名と平均年齢

病名	平均年齢
うつ病	23.5
バセドウ病	28
胃癌	33.5

このほか，患者情報の表と担当医師に関する表など，複数の表の間の結合処理や，新たな仮想的な表の生成等，様々な処理を SQL で記述できるので，大変便利である．

ただ，実際に医療関係者が扱う場合には，SQL が組み込まれたアプリケーションのユーザーインターフェースを介してデータベースにアクセスすることになるので，直接 SQL の構文等を意識することは少ないと思われる．多くの場合，アプリケーションプログラムの中では SQL でデータベースへの検索が記述されていることを認識しておくとよい．一方で，本書で扱う電子カルテの解析のような場合には，解析処理の実装の中で SQL を駆使することになる．

3.6.2　トランザクション処理と解析処理

データベース処理のトランザクション

関係データモデルによるデータベース管理システムは**関係データベース管理システム (RDBMS: Relational Database Management System)** と呼ばれ，金融，流通，観光等の非常に広い分野で多用されている．

流通の分野を例にとると，コンビニエンスストアやスーパーマーケットのレジで品物を購入する際に，レジでバーコードを読み込むが，そのバーコードの情報に従って関係データベースの内容を更新することで，その店の売上の計算や在庫管理，さらには系列店の売上管理等にもつながっていく．レジでのバーコードの読み込みによるデータ管理を販売時点情報管理（POS: Point of Sale）と呼ぶ．POS によって蓄積されたデータを解析することで，ビックデータ解析と呼ばれるように，店や系列店の経営戦略決定等に使われることになる．

上記の，顧客一人の買物かごの中身をレジの POS で読み込む単位を**トランザクション (Transaction)** と呼ぶ．英語のトランザクションは広義でいろいろな意味をもつが，データベースにおける定義では，**原子性 (Atomicity)**，**一貫性 (Consistency)**，**独立性 (Isolation)**，**持続性 (Durability)** の頭文字を取った **ACID 性**をもつ処理の単位のことを指す[6]．複数のトランザクション

---

[6] 銀行 ATM での 1 回の引き出し，振込等の操作も典型的なトランザクションの例である．一方，近年の SNS 等では，ACID 性を保つとスケールアウトしないので，より緩やかな性質をもつ処理単位もトランザクションと呼ぶようになっている．また，4.3.3 項で紹介

が同時に走ることを前提に，トランザクション間でデータ更新の不具合が発生せずに，障害等が発生しても正しい状態を保持するための仕組みとなっている．

ここで，多くの顧客の買物かごの中身のトランザクションの履歴を，5.4.1 項で紹介するデータマイニングの手法で解析することを，**バスケット分析 (Basket Analysis)** と呼ぶ．バスケット分析によって，店に並ぶ商品の間の相関をルールとして求めることができ，店の経営戦略に役立てることができる．

あるいは，週単位，月単位，年単位等の販売状況を，販売地域別や，商品分類ごとに集計してデータキューブと呼ばれる多次元のキューブ状の形式 (5.8 節参照) で提示することで，経営戦略立案に役立てるような使われ方もする．このため，**意思決定支援**とも呼ばれる．その際，キューブの 1 面を構成する，販売時期，販売地域，商品分類等による集計には，表 3.4 を求めるために示した SQL と同様の問い合わせが実行される．

OLTP と OLAP

このようなトランザクション単位のデータベースの更新をオンラインで処理することを**オンライントランザクション処理 (OLTP: OnLine Transaction Processing)**，OLTP によって蓄積されたトランザクションの履歴を蓄積するシステムを**データウェアハウス (DWH: Data Warehouse)**，データウェアハウスに蓄積されたデータをオンラインで解析する処理を**オンライン解析処理 (OLAP: OnLine Analytical Processing)** と呼ぶ．多次元キューブ状でのオンライン解析処理のことは，**多次元 OLAP (MOLAP: Multidimensional OnLine Analytical Processing)** と呼ぶ [54]．

OLTP の対象は，店舗の POS 入力だけでなく，銀行の入出金，ネットショップでの購買，航空機・列車・ホテル等の予約，電話の呼情報など多岐にわたる．医療分野においても，電子カルテシステムやオーダリングシステムへのオンラインの入力が OLTP にあたる．一方，医療指示シーケンスや電子カルテの解析処理が OLAP に対応する．また，医療機関の経営分析等の意思決定支援も OLAP であり，多次元キューブによる MOLAP が想定される．

する IHE (Integrating the Healthcare Enterprise) では，機能ユニット間の情報のやり取りを定めたものをトランザクションと呼んでいるが，基本的概念は一緒である．

データウェアハウスの容量の見積もり

　履歴を蓄積するデータウェアハウスの容量は，トランザクションの発生頻度によるが，容易に巨大化する．容量をイメージするために，スーパーマーケットの POS を例に，非常に荒い見積もりをしてみる．

　計算を簡単にするために，POS で発生する 1 つのトランザクションによって生成されるデータ量，つまり顧客一人当たりの 1 回のレシートに対応するデータ量を 1 KB とし，大手スーパーマーケットで 1 秒間に 100 トランザクションの処理をすると想定すると，1 秒間に 100 KB (100×10^3 B) のデータを蓄積する必要がある．この量は，1 時間で 360 MB (360×10^6 B)，24 時間同程度の頻度で顧客がくるとすれば，1 日で約 10 GB(10×10^9 B)，1 年で 3 TB (3×10^{12} B) 以上のデータを蓄積する必要がある．実際，米国の大手スーパーマーケットである Walmart は，数十 PB (10^{15} B) のデータウェアハウスを有している．

3.6.3　医療・健康・介護情報の OLTP と OLAP

医療・健康・介護情報のトランザクション

　前述したように，電子カルテの場合には，患者に対する日々の様々な電子カルテへのデータの入出力が OLTP に対応し，本書で述べるような電子カルテの解析が OLAP に対応する．実際には，外科，内科といった診療部門のほか，検査部門，撮影部門，医事部門等の部門システムが OLTP に対応する処理を行い，それを医療機関全体で解析するデータウェアハウスに集約することになる．各部門システムにおける電子カルテのトランザクションの頻度はスーパーマーケットの POS 等に比較するとそれほど高くはない．病院の規模によって，患者数や更新の頻度は変わり，必然的にデータウェアハウスのサイズも異なってくる．

　実際，宮崎大学医学部附属病院の電子カルテのデータウェアハウスは，500 GB 以上の電子カルテのデータを蓄積している．これは，「千年カルテプロジェクト」のように多医療機関の電子カルテを集積するとなると，さらに大規模になる．また，医用画像データを想定すると，サイズはさらに大きくなることが予

想される．データサイズや頻度との関係から，医用画像データは別扱いとすることも考えられる．実際に「千年カルテプロジェクト」では，個人情報保護の面もあり，医用画像データは扱わないことになっている．

一方，個人宅や介護施設において取得される生理計測データに関しては，トランザクションの対象者という面から考えると，より高い頻度が予想される．サイズ的な面では，計測データだけを対象とすれば，小さいものになると想定される．ただし，どのような収集単位に対して，どのような頻度で生理計測データを収集するかといった取り決めがまだできていないため，実際のトランザクションの頻度は，現状では予想できていない．

OLTP と OLAP でのプライバシー保護

医療・健康・介護データの場合には，3.2.2 項で述べたように，プライバシーへの配慮が極めて重要になる．3.4 節で述べたようなデータ有用性指標を考慮した匿名化や曖昧化と同時に，情報が集積される場所と解析処理を行う場所との関係も考慮する必要がある．

OLTP に対応する電子カルテシステムやオーダリングシステム，さらには電子カルテのデータウェアハウスを 1 つの医療機関内で閉じて使う場合には，そのシステムのセキュリティに注意すればよい．しかし，当該医療機関外でOLAP に対応する解析を行う場合には，医療機関から外に出す時点で匿名化を行ったあと，ほかの機関でマイニング等の解析が行われることになる．そのイメージを図3.4 に示す．

プライバシー保護のためには，セキュリティも重要である．セキュリティの面では，3.5.1 項で述べたように，ネットワークでデータを転送する場合には，EoW (エンクリプト・オン・ワイヤ) であっても，EoD (エンクリプト・オン・ディスク) であっても，少なくともネットワーク上では暗号化した状態で転送される必要がある．

EoD の暗号化の一手法として，秘密にしたい情報をグループで分割してシェアする**秘密分散** [55] というアプローチがある．秘密分散では，それぞれのシェア分を見ただけでは内容がわからないが，必要なシェアを集めれば元の情報を復元することが可能となる．RAID で述べたパリティ計算を使うこともできる．

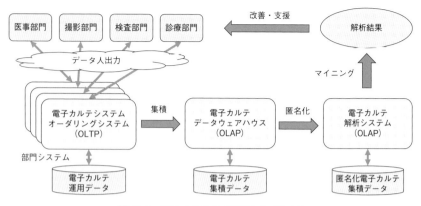

図 3.4　電子カルテの OLTP と OLAP

　ただし，秘密分散では，OLTP においては一部の更新がグループのほかの分散ノードに影響を与え，OLAP においては必要なシェアが集まらないと解析できないことになる．医療情報の分散蓄積という面では，次に述べるブロックチェーンとプロキシ再暗号化の組み合わせも同様であり，ほかのノードに更新を伝える必要があるが，二次利用の解析におけるコストは秘密分散よりも低く抑えられる可能性が高い．

3.6.4　医療ブロックチェーンと二次利用

医療 OLTP としてのブロックチェーン

　3.3.3 項で述べたように，ブロックチェーンは耐改竄性，耐消失性をもつ分散冗長データベース技術である．OLTP と OLAP という観点では，ブロックチェーンは耐改竄性，耐消失性をもつ OLTP の技術とみなすことができ，医療機関における電子カルテへの入力データや，個人宅や介護施設における生理計測データの収集に医療ブロックチェーンとして適用することができる．

　ただし，もともとのブロックチェーン技術は仮想通貨のための技術であることから，仮想通貨におけるトレーサビリティを保証するために，プライバシー保護の面において課題がある．すなわち，匿名化はされても，通貨の動き，つまりトランザクションの内容がそのまま見えることが前提となっている．

OLTP として，医療・健康・介護情報をブロックチェーンに蓄積する際には，トレーサビリティよりも，プライバシー保護が重要となる．そのため，医療・健康・介護情報を暗号化してチェーンに入れていくことが前提になる．ただし，医療関係者間の情報共有や解析を想定する必要があり，そのような暗号化された情報の共有のための鍵の管理が重要となる．

医療ブロックチェーン上のデータの二次利用のために

ブロックチェーンの耐改竄性，耐消失性を活かしながら，プライバシーを保護して情報を共有するためには，3.5.1 項で述べたプロキシ再暗号化をブロックチェーンに適用するアプローチ等が考えられる．筆者の研究グループでは，ブロックチェーンに付随した技術であるスマートコントラクトのチェーンコードでプロキシ再暗号化を行い，医療情報を共有する方法を提案している [48]．スマートコントラクトは，ブロックチェーンの分散したノード上で実行される．プロキシ再暗号化の処理をスマートコントラクトで実現することで，プロキシ再暗号化部分の改竄への耐性をもたせることが可能になる．

電子カルテ等の医療情報を，3.5.3 項で紹介した保険医療福祉分野公開鍵基盤 (HPKI) を前提に医師等のクライアントで暗号化を行ったあと，ブロックチェーンのスマートコントラクトでプロキシ再暗号化してチェーンにつなげる．その情報を利用する際に再びプロキシ再暗号化を行い，医師等のクライアントで復号化を行うイメージを図 3.5 に示す．生理計測データをブロックチェーン技術を用いて蓄積する場合も，同様の枠組みで PKI を前提とした個人の公開鍵を使った暗号化でプライバシーを担保することができる．

オフチェーンでの解析の耐改竄性，耐消失性の保証

ブロックチェーンでは，トランザクションのデータをチェーン構造でつなげて保持するため，そのまま二次利用の OLAP で解析するにはオーバーヘッドが大きい．チェーン構造のデータを関係データベースにいったん抽出して，オフチェーンで解析することも考えられるが，その際にはブロックチェーンのもつ耐改竄性，耐消失性は保たれなくなる．

筆者の研究グループでは，ブロックチェーン上にデータを残したうえで，関

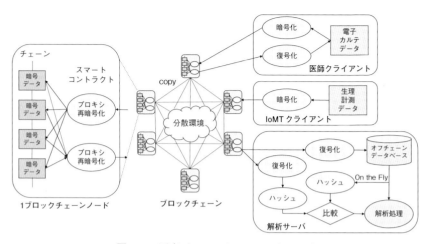

図 3.5　医療ブロックチェーンのイメージ

係データベースを用いたオフチェーン解析において，ハッシュ関数を用いて
耐改竄性，耐消失性をもたせる方法を提案している [56]．ブロックチェーン上
にデータを残すことで，オフチェーンのデータが改竄されても再度ブロック
チェーンから抽出してハッシュ関数で正当性を確認でき，オフチェーンデータ
の改竄や消失にも耐えることができる.

　ブロックチェーンに格納した医療・健康・介護情報の二次利用を想定し，ス
マートコントラクトによるプロキシ再暗号化とハッシュ適用によるオフチェー
ン解析の正当性保証のイメージを，図 3.5 の右下の解析サーバで示す．ブロッ
クチェーン上に情報を残したまま，プロキシ再暗号化を介して復号化してオフ
チェーンのデータベースに置いた情報を解析する際，データベースから読み出
すのと同時に on the fly でハッシュ関数を適用してハッシュ値を算出する．そ
れと並行して，ブロックチェーン上に残した同じ情報を，プロキシ再暗号化を
介して復号化してハッシュ関数を適用し，ハッシュ値を算出する．これらの
ハッシュ値が同じであれば，オフチェーンのデータベースの値は改竄や消失が
無いことが保証できる．これらの技術はまだ研究レベルのため，実用化にはさ
らなる検討が必要である.

第4章
電子化をめぐる状況

僕たちは「できるけどやらないだけのことさ」といつも自分に言いきかせているわけだが，これは「できない」というのを別な言葉で言っているだけのことなのだ.

―――リチャード・フィリップス・ファインマン[1]

　第2章で述べたように，医療・健康・介護情報の電子化には様々な効果が期待できるが，もちろん課題もある．課題を解決して，患者や医療従事者が電子化によるメリットを最大限得られるようにすることが重要である．導入は年々進んでいるが，国内外や地域によって異なり，海外に比べると，国内の導入状況は必ずしも十分とは言えない．様々な障壁を考えると，「できるけどやらないだけだ」というわけではないと思われるが，今後の医療のさらなる発展を考え，導入を進めていくことが重要である．本章では，国内外の電子カルテおよび関連する医療情報システムの導入状況と，それらの二次利用に向けた動きについて見ていきたい．

4.1　電子化の効果の浸透

電子化の効果と課題のトレードオフ

　まず第2章で述べた電子化のメリットに対する課題を考えてみる．従来の紙ベースのカルテは，保存のために広いスペースを要し，そのため保存期間も長

---

[1] リチャード・フィリップス・ファインマン (Richard Phillips Feynman) は，物理学の教科書『ファインマン物理学』で有名な，米国のノーベル物理学賞受賞者．この一節は，ユーモアにあふれた自伝『ご冗談でしょう，ファインマンさん I』[57] の p.92 より抜粋.

くすることができず，さらに保存のための管理コストも大きく，データへのアクセスに時間がかかり，管理も大変で，全体を通した解析等も容易ではなかった．カルテを電子化することで，保存スペースを各段に減らすことができ，保存期間の制限も取り除くことができるだけでなく，検索や管理を容易にし，複数の部署や機関で共有することも可能となる．さらに，蓄積された電子カルテの二次利用として，様々な解析を行うことで，医療の改善に活かすことも期待できる．

　そのような一次利用と二次利用のメリットを考えると，多くの医療機関で電子カルテの導入が進むことが必然であるように思われる．しかし，様々な理由により導入を躊躇する可能性もある．

　多数の患者を対象とする大手の病院では，大量の紙のカルテの保存に問題を抱えており，管理コストも含めた紙カルテの保存のコストの削減の効果は大きいが，中小の病院では，システム導入のためのコストが課題となりうる．また，コンピュータの操作やキーボード入力の慣れの問題もある．少し前までは，患者と対面しながら紙のカルテに書き込む従来のスタイルに慣れた医療従事者が，当初はキーボード入力に抵抗を感じて電子カルテに移行できないことがあったようだ．

　文献 [10] にある 1998 年に行われた医療関係者のディスカッションのまとめでは，使い勝手に関して懸念が述べられている．しかし，そのあと月日を経て，普段でも PC を使うことが一般的になり，キーボード入力に慣れた人が増えた．そのため医療従事者による議論が，使い勝手よりも患者のメリットや経営上のメリットに移り，電子カルテの導入に前向きになってきたようである．今後，さらに導入が進むことが期待される．

効果の浸透と動向への影響

　ここでは，そのような電子化の効果の浸透による電子カルテ導入の動向を見ていきたい．まず，4.2 節で，電子カルテに関する国内の導入状況と海外の動向を述べる．4.2.1 項で述べるように，国内では，全体として電子化は進んでいると判断できるが，医療機関の規模や地域による差がある．一方，4.2.2 項で示すように，海外と比較すると，国内の導入状況は遅れていると言わざるを得ない．また，4.3 節で示すように，電子カルテシステムだけでなく，医療情報シ

ステムとしての導入を見てみると，オーダリングシステムのほうが導入は進んでいる．さらに，4.4 節で述べるように，電子カルテの二次利用に関する状況を見ると，積極的な取り組みが行われていることがわかる．

4.2 電子カルテシステム

4.2.1 国内の導入の推移と地域による違い

病院の規模と導入率

厚生労働省は，医療施設調査の結果を公表している [3]．その中には，病床数が 400 床以上 (大規模)，200-399 床 (中規模)，200 床未満 (小規模) の一般病院における電子カルテシステム等の普及状況の推移のデータが含まれる[2]．それらのデータを基に，2008 年から 2017 年までの 3 年ごとの電子カルテシステムの普及状況を表 4.1 に示す．

表 4.1 電子カルテシステムの普及状況の推移

	400 床以上	200-399 床	200 床未満	全体平均
2008 年	38.8%	22.7%	8.9%	14.2%
2011 年	57.3%	33.4%	14.4%	21.9%
2014 年	77.5%	50.9%	24.4%	34.2%
2017 年	85.4%	64.9%	37.0%	46.7%

表 4.1 から，導入率には病院の規模によって大きな違いが出ていることが読み取れる．例えば，2017 年の導入率を見ると，400 床以上の大規模病院では85.4%まで達しているのに対し，200 床未満の小規模病院では 37.0% にとどまっており，その差は 50%近くある．これは，上述したように，大手の病院のほうが，紙カルテの保存コストが大きいこと，および部局間での電子カルテ情報の共有が必要になる可能性が大きいことにより，電子カルテの導入の効果が得やすいこと，さらに会計規模的にも電子カルテを導入する余裕が生じやすいなどの理由が考えられる．

---

[2] 公表データの注意書きによると，(1) 一般病院とは，病院のうち，精神科病床のみを有する病院及び結核病床のみを有する病院を除いたもの，(2)2011 年は，宮城県の石巻医療圏，気仙沼医療圏および福島県の全域を除いた数値，とある．

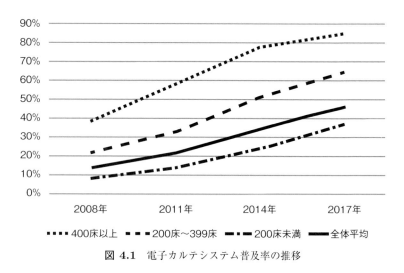

図 **4.1**　電子カルテシステム普及率の推移

導入率の推移

　その一方で，病院の規模にかかわらず，月日が経つにつれて導入が進んでいることがわかる．電子カルテシステムの普及率の推移を，年を横軸にしてプロットしたグラフを図 4.1 に示す．

　400 床以上の大規模病院では，2008 年の 38.8%から，2017 年には 85.4%にまで達していて，9 年間に 50%近くの大規模病院で電子カルテの導入が進んだことがわかる．また，全体平均も，2017 年には 46.7%に達しており，2008 年の 14.2%と比較すると 3 倍以上に増加している．グラフの傾向が示すように，今後ますます電子化が進むと予想できる．

地域による違い

　また，表 4.1 のデータには含まれないが，都道府県の導入率には偏りがある．九州医事研究会による 2015 年度の調査報告のまとめ [58] では，全国 7,426 の一般病院の平均を示していて，次の 1 位から 5 位までの県が 60%を超えている．

- 1 位：鳥取県 72.5%
- 2 位：島根県 68.2%

- 3 位：滋賀県 64.7%
- 4 位：石川県 61.9%
- 5 位：長野県 60.3%

全国平均は 41.4%で，47 位は青森県の 25.6%であり，1 位との差は大きい．大規模病院と中小規模の病院の機関数の比率により平均値が変わるため，一概に都市部と地方で傾向が分かれるようにはなっていないようである．なお，九州医事研究会によるデータでは，2020 年までの予定を含む電子カルテの達成率は，全国平均が 62.8%で，最下位の青森県でも 50.0%になっている [59].

4.2.2 海外との比較

このような日本の状況は，海外と比較すると導入が遅いことがわかる．2015 年に OECD から発行された日本の医療の質レビュー (OECD Reviews of Health Care Quality: Japan)[60] では，日本の電子カルテの利用が驚くほど限定されており，ほかの OECD 加盟国と比べてかなり遅れていると報告されている．

岸田は，海外諸国の電子カルテの導入状況を調査している [61]．その報告によると 2011 年時点で，オランダ，イギリス，デンマークはすでに導入済みで，フランス，カナダ，オーストラリアは導入中，米国，韓国は部分導入となっている．また，九州医事研究会がまとめたブルームバーグによる情報 [62] では，

- 1 位：オランダ 　　　　　 2012 年 99%（2009 年 98%）
- 2 位：ノルウェー 　　　　 2012 年 98%（2009 年 97%）
- 3 位：英国 　　　　　　　 2012 年 97%（2009 年 97%）
- 3 位：ニュージーランド 　 2012 年 97%（2009 年 97%）
- 5 位：オーストラリア 　　 2012 年 92%（2009 年 95%）
- 6 位：ドイツ 　　　　　　 2012 年 82%（2009 年 72%）
- 7 位：米国 　　　　　　　 2012 年 69%（2009 年 46%）
- 8 位：フランス 　　　　　 2012 年 67%（2009 年 68%）
- 9 位：カナダ 　　　　　　 2012 年 56%（2009 年 37%）
- 10 位：スイス 　　　　　　 2012 年 41%（2009 年未調査）

となっている. 表 4.1 の 2011 年の日本の電子カルテの導入率である 21.9%と比較すると, 日本が低いレベルであることがわかる. 手元に最新の比較結果は無いが, 現時点でもまだ追いついていないものと思われる.

現時点での中国の導入率は高くないようであるが, 中国の IT 化は進んでおり, 高速に導入が進むものと思われる. 台湾でも電子カルテの導入が進んでおり, 260 の病院が電子カルテの共有計画に加わるという報道もある.

4.3　医療情報システム

4.3.1　オーダリングシステムの導入の推移

医療施設調査結果

現代の医療では, 電子カルテシステムだけでなく, 検査機器, 医療機器, 事務処理システム等々, 広く電子化が進んでいる. 図 1.1 で示したように, 電子カルテに関連するものだけでも, オーダリングシステム, 診療報酬等のための電子レセプト, 検査データとの連携が進んでいる.

厚生労働省による医療施設調査の結果 [3] の中には, 電子カルテと同様に, 病床数を 400 床以上 (大規模), 200-399 床 (中規模), 200 床未満 (小規模) で分類した一般病院の, 2008 年から 2017 年までの 3 年ごとのオーダリングシステムの普及状況が含まれている. それを, 表 4.2 に示す.

表 4.2　オーダリングシステムの普及状況の推移

	400 床以上	200-399 床	200 床未満	全体平均
2008 年	82.4%	54.0%	19.6%	31.7%
2011 年	86.6%	62.8%	27.4%	39.3%
2014 年	89.7%	70.6%	36.4%	47.7%
2017 年	91.4%	76.7%	45.6%	55.6%

オーダリングシステムは電子カルテシステムの一部とみなせるが, 電子カルテシステム全体ではなく, オーダリングシステムだけを導入している病院もあるため, 表 4.1 と比較すると, オーダリングシステムの導入率のほうが高くなっていることがわかる. 例えば, 電子カルテシステムの 2017 年の全体平均が

46.7%であるのに対し，オーダリングシステムの 2017 年の全体平均は 55.6%
で，10%弱の差がある．

4.3.2 電子レセプトシステムの導入率

高い導入率

社会保険診療報酬支払基金が毎月のレセプト請求形態別の請求状況を公表し
ている [63]．2015 年 4 月と 2020 年 4 月の診療分におけるオンラインおよび電
子媒体による電子レセプトの請求内訳を表 4.3 に示す．電子レセプトシステム
の導入はすでに大変進んでいる．2015 年の時点で全体平均は 91%を超えてお
り，2020 年 4 月には 95%に迫っている．特に一般病院での導入率は，この時
点で 99%を超えており，紙レセプトによる請求は 1%を切っている．

表 4.3 レセプト請求形態別の請求状況の推移

	400 床以上	400 床未満	診療所	歯科	調剤	全体平均
2015 年	98.3%	98.7%	91.8%	85.5%	98.0%	91.6%
2020 年	99.0%	99.3%	95.6%	90.2%	98.5%	94.8%

4.3.3 情報システム間の連携

標準化に向けた動き

情報システム間の連携に向けた医療機関間のデータ共有の標準化としては，
1.2 節で紹介した **MML (Medical Markup Language)** のほか，**HL7
(Health Level Seven)** の取り組みが進められている [13, 14]．この HL7 の
名称は，「医療情報システム間の ISO-OSI 第 7 層アプリケーション」という位
置づけから名付けられている．

HL7 はいくつかの仕様に分かれており，テキストベースの V2，XML ベース
の V3，その拡張である **CDA (Clinical Document Architecture)**，さら
に Web 通信の **REST (Representational State Transfer)** 技術を前提と
した XML/JSON ベースの **FHIR (Fast Healthcare Interoperability
Resources)** がある．それに基づき，国内では，厚生労働省事業として，HL7
CDA 形式で蓄積する **SS-MIX (Standardized Structured Medical**

Information eXchange) ストレージ [53] の取り組みも行われている.

それらの中で扱われる疾病分類に関しては,6.3.1 項で紹介する **ICD10 (International Code of Disease version 10)** 等の国際的な用語集も存在する.また,テキストベース,XML,JSON 等だけでは画像データを扱うことができない.医用画像情報のやり取りのための標準化としては,1.4 節で紹介した **DICOM (Digital Imaging and Communications in Medicine)** がある [17].

また,医療情報システムの相互接続性を推進する国際的なプロジェクトとして,**IHE (Integrating the Healthcare Enterprise)** がある.そのなかで,患者 ID の相互参照管理のための **PIX (Patient Identifier Cross-reference) / PDQ (Patient Demographics Query)** の仕様や,医療情報共有のための **XDS (Cross Enterprise Document Sharing)** の規格,およびセキュリティの監査,ログの記録,アクセス制御等の仕組みに関する **ATNA (Audit Trail and Node Authentication)** といった規格も策定されている [13].

4.4　二次利用に向けた動き

電子カルテの二次利用に向けて

以上で述べてきたように,国内外で電子カルテの導入や連携の取り組みが進んでいる.保存スペースの削減と,保存の長期化,さらにアクセスの容易性の向上が,その第一の目的ではある.それに加え,電子カルテの二次利用として,保存された電子カルテを解析することの重要性も高く認識されるようになってきた.そのため,まだ研究レベルが中心ではあるが,海外 [64],国内 [65] で積極的な取り組みが行われている.

本書の第 5 章では,電子カルテの診療記録・看護記録といったテキストの解析,医療指示や検査結果といった医療項目の解析手法について,さらに第 6 章では,それらの解析結果の活用としての医療支援について述べるが,ここではそれらに関する状況を概観する.

さらに,それらに関連して,医用画像解析とレセプト解析の状況,機関間連

携による二次利用の状況についても述べる．医用画像解析に関しては，一部実際に利用が進んでおり，レセプトに関しても，全国の悉皆データを解析用に提供する動きが始まっている．機関間連携による二次利用に向けた実際の電子カルテデータの収集が始まっている．

4.4.1 電子カルテ中のテキスト解析

手書きから電子的入力へ

電子カルテの解析で，最初に行われたのは，コンピュータによる自然言語解析手法の一つであるテキストマイニングによる解析である．カルテが電子化される前までは，自然言語解析の前段階として手書き文字認識が必要であった．記入した医療従事者によっては，文字の識別率が低くなり，場合によっては識別できないこともあった．カルテに電子的に入力されることで，手書き文字認識せずにデータの解析が可能になった．

電子化されたテキストの解析には，5.3.1項で述べる**テキストマイニング**の技術が使われる．すでにテキストマイニングによる電子カルテ解析の研究は多数行われている．

例えば文献 [66] では，電子カルテにテキストマイニングを適用した海外の様々なプロジェクトが紹介されている．文献 [67] では，中国を中心とした電子カルテのテキスト解析について報告されている．

日本においても，電子カルテのテキスト解析の試みについて報告が多数されている．文献 [68, 69, 70, 71] はそれらのほんの一部である．また，完全な自由記述では担当者によって表現のばらつきがあるため，自由記述文のテンプレート化を行い，特徴語が使われる文脈を表すグラフとして定式化する提案も行われている [72]．テキストマイニングの手法や，特徴語の抽出ツール等については，5.3節で説明する．

4.4.2　電子カルテ中の項目解析

電子カルテ記載項目の内容

　電子化することで，自由記述形式ではばらつきのあった表現を，選択肢を示して選ぶような形式で，項目の表現が統一できるようになった．医療従事者が医療行為を指示する**医療指示 (医療オーダ：Medical Order)** や，**検体検査**における検査項目などがこれにあたる．このような項目を対象とした解析は，自由記述形式のテキストと比較して，発生頻度や順序付けなど，様々な解析が可能となる．本書の第 5 章における解析の中心は，そのような項目を対象とする．

　医療指示の例としては，

- 投薬の指示（含む薬剤の情報）
- 検査の指示（含む検査の項目，検査結果）
- 手術の指示（含む手術の種類）
- 入退院の指示
- 麻酔の指示（含む麻酔の種類）
- 指導の指示
- 看護観察の指示

等が含まれる [7]．

　このような医療指示の列は医療行為のプロセスを示しており，そのようなプロセスを解析する試みはすでに多くされている．例えば，文献 [73] では，医療指示からなるクリニカルパスと処置のサイクルの解析について述べており，文献 [74] では，医療行為の宣言的なプロセスとして捉えて，様相論理を導入した扱い等について触れている．文献 [75] では，データ駆動による典型的な処置のパターンマイニングのアプローチを，文献 [76] では，シーケンシャルパターンマイニングによる投薬予測のアプローチが述べられている．国内でも，医療指示のシーケンスを対象とした解析に関する様々な研究が行われている [77, 78]．

　なお，医療指示のシーケンスにおいては，医療指示間の時間の扱いが重要となる．そのような医療指示の時間間隔を扱う研究も盛んにされてい

る [79, 80, 81, 82, 83]．さらに，医療指示のシーケンスにおけるバリアントの
扱いや，可視化に関する研究も行われている [84, 85, 86, 87, 88]．医療指示の
シーケンスの具体的な解析手法，バリアントの可視化等に関しては，5.5 節と
5.6 節で述べる．

検査に関わる内容

1.3 節で説明したように，検査の指示の中に含まれる検査項目は多岐にわた
る．血液や体液，病理組織，排泄物等の検体を対象とする検体検査だけでなく，
放射線検査，内視鏡検査，超音波検査等も検査項目となる．そのうちの血液検
査だけでも，血液生化学検査，血液学検査，血清免疫学検査等々に分かれ，また
そのうちの一つである血液生化学検査の中でも，酵素検査，蛋白検査，非蛋白窒
素化合物検査等々に分かれる．さらに，酵素検査だけを見ても，AST(GOT)，
ALT(GPT)，γ-GTP，LDH 等々の項目がある．実際に，宮崎大学医学部附
属病院で扱っている検査の種類は，検体検査だけで 1,450 種類以上にのぼる．

医療従事者は，それらの非常に多数の検査項目の中から，患者の状態に合わ
せて必要な検査項目の組み合わせを考える必要がある．また，それぞれの検査
では，数値データや検出の有無といった検査結果が得られるが，それらが基準
となる値の範囲とどの程度乖離しているのかによって，行う治療も変わってく
る．場合によっては，1 回の検査で不十分であれば，追加の検査を行うことも
必要になる．

そのような判断が，医療機関によって異なる場合や，ベテラン医師と研修医
では違ってくる場合も考えられる．そのため，電子カルテの履歴にある検歴
データを有効活用して，医療従事者が行う判断のサポートが可能となれば，有
益である．しかし，上述のように検査項目が非常に多数であることもあり，筆
者の知る限りでは，検査項目のシーケンスに関する研究はまだ多くない．文
献 [89, 90] では，検査項目を検査タイプにクラスタリングして，検査結果と組
み合わせてシーケンスを抽出する方法を取っている．具体的な検査項目の解析
の方法に関しては，5.7 節で述べる．

4.4.3　医用画像解析

医用画像解析の位置づけ

　医用画像（Medical Image）は，1.4 節で述べたように，人体の様々な部位に対して，放射線，核磁気共鳴技術，陽電子検出技術，超音波，内視鏡等を用いて画像化したもので医療診断に用いられる [15].

　疾患部位の特定等の医療診断は，基本的には医師が，医学的経験に基づいて行う．そのような診断には，高い医療技術が求められ，見落としが無いように細心の注意が求められる．特に，健康診断時の胸部レントゲン写真等は，多数の健康な対象者の画像の中から，極一部の罹患者を特定する必要があり，医師に負荷がかかる．

パターン認識による医用画像解析

　一方で，近年，機械学習あるいは深層学習による画像パターン識別能力が大幅に進歩し，医用画像の中での疾患部位の特定の補助が可能になってきている [18]．最終的な診断は医師が行うが，見落としの無いように注意喚起をするといった補助には大いに貢献している．

　画像パターン認識の技術開発の歴史は長く，幅広く研究が行われてきた．画像パターン認識への機械学習あるいは深層学習の適用のアプローチも様々に行われており，本書の範疇には収まらない．興味のある方は，医用画像認識の文献を参照されたい [15].

4.4.4　レセプト解析

レセプトの特徴

　レセプトは，1.7 節で述べたように，医療機関が健康保険組合等に医療報酬を請求するための明細書で，医療行為の点数が記されたものである．このため，医療行為の概要を把握することはできる．しかし，レセプトには，患者の症状や，医療従事者の所見，あるいは検査結果等は含まれず，医療行為の改善に活用するには十分でない部分がある．そのため，例えば，レセプトの情報のみを用いて，実施した医療行為に至った理由を解析することや，医療行為の選択肢

の中で選択が適切であったかを確認する，といった支援のための解析を行うことは困難である．

その一方で，医療機関の報酬請求にレセプトが必要なことから，4.3節で示したように，悉皆性が高い．そのため，地域ごとや全国のレセプト情報を収集することで，大局的な観点からの動向等を解析することは可能になる．例えば，地域ごとのインフルエンザ等の発症の状況を把握することができる．

全国レセプトデータベース：NDB

実際に，厚生労働省では，2008年4月から施行されている「高齢者の医療の確保に関する法律」に基づき，全国のレセプト情報ならびに特定健康診断情報を悉皆データとしてデータベース化した「レセプト情報・特定健康診断等情報データベース (NDB: National Database of Health Insurance Claims and Specific Health Checkups of Japan)」を構築し，医療サービスの質の向上などを目指して，提供を行っている [23]．そのため，3.2.3項で述べたように，一般財団法人**日本医師会医療情報管理機構 (J-MIMO: Japan Medical Association Medical Information Management Organization)** が認定事業者，ICI株式会社と日鉄ソリューションズ株式会社が認定医療情報等取扱受託事業者として認定されている．

NDB の解析の例としては，医療経済研究・社会保険福祉協会医療経済研究機構と，東京大学生産技術研究所の研究グループが，三重県名張市と協力し，地域における医療・介護・健診に関するビッグデータとして NDB を活用し，エビデンスに基づく効率的な地域包括ケアシステムを実現するための研究を開始している [91]．その取り組みの中では，実際に医療および介護の需要供給の実態を可視化し，特定健康診断受診率の向上の効率化分析と支出の予測に関する研究が行われている．

4.4.5 機関間連携

全国の医療機関連携によるデータ共有

異なる機関間で電子カルテデータを共有することによる二次利用推進のため

に，「**千年カルテプロジェクト**」がある．当該プロジェクトは，2015 年に国立研究開発法人日本医療研究開発機構 (AMED) 研究公募事業に採択された全国共同利用型国際標準化健康・医療情報の収集及び利活用に関する研究プロジェクトの名称である [4, 92]．

医療・健康情報記録システムの基盤として，複数の医療機関や医療関係の開発機関，さらには患者をつなぎ，医療・健康情報の二次活用を促進することで，関係者とメリットを共有するとともに，医療・健康情報記録システムの自律採算が可能な運用を目指している．

「千年カルテプロジェクト」の現状

「千年カルテプロジェクト」は，2014 年 3 月に，医療・健康情報の二次利用に関する検討のために，内閣官房に次世代医療 ICT 基盤タスクフォースが設置されたことを受けたものである．3.2.3 項で述べたように，「千年カルテプロジェクト」の診療データを研究に利用するための団体である一般社団法人**ライフデータイニシアティブ (LDI: Life Data Initiative)** は，次世代医療基盤法に基づく認定匿名加工医療情報作成事業者に認定されている．また，株式会社エヌ・ティ・ティ・データがその委託を受ける認定医療情報等取扱受託事業者として認定されている [32]．

2021 年 5 月時点で 106 の医療施設および関連機関がこのプロジェクトに参画し，その約半数が二次利用の契約を済ませている [93]．なお，現状での蓄積対象は，患者の診療記録，検歴データ等であるが，医用画像は対象としていない．

また，セキュリティおよびプライバシー保護の観点から，セキュリティルームから外部にデータを持ち出すことはできないことになっている．このため，セキュリティルーム内での解析処理の実施が求められている．実際の二次利用のための解析はこれからであり，具体的な研究の立ち上げが期待されている．

匿名加工認定事業者連絡協議会

3.2.3 項でも紹介したように，現在認定されている匿名加工認定事業者である LDI と J-MIMO は，次世代医療基盤法に基づく匿名加工認定事業者連絡協議会を設立している [33]．この協議会は，日本の健康長寿社会の形成に向け，将

来の医療サービスの高度化，医療・医薬品の安全かつ有効な活用，医療分野の
研究開発，健康・医療に関する先端的研究開発および新産業創出に資する世界
最高水準の技術を用いた医療の提供を実現することを目指している．

　レセプトに関する情報を中心とした NDB と，診療記録や検歴データを含む
「千年カルテプロジェクト」は，医療機関間の連携による情報共有とその活用
という面で相補的である．協議会を通して匿名加工認定事業者間の情報交換や
連携のあり方の検討や，政策提言も行っていくことを表明している．

第5章
電子カルテの解析手法

たとえば，彼らが個々の蟻として一見でたらめなふうにうろつきまわるとしても，全体的な流れというものはある，それが大勢の蟻を巻き込みつつ，その混沌から表面に浮かびあがりうるんだ.

——ダグラス・R・ホフスタッター[1]

　本章では，電子化された医療・健康・介護の情報，特に電子カルテの履歴を蓄積した電子カルテデータベース中の医療に関する項目を解析するための方法について述べる．解析することによって，医療・健康・介護に役立つ知識を抽出し，医療の質の向上や医療従事者の負担の軽減など，医療を支援することを目指す．

5.1　電子カルテからの知識の発掘

データマイニングによる知識発見

　カルテが電子化されたことにより，これまで扱うことが困難であった大量の医療の履歴を，コンピュータを用いた解析の対象とすることができるようになった．そのような，大量のデータの中に埋もれた価値の高い情報 (知識) を導き出すことを，データマイニング (DM: Data Mining) と呼ぶ．地中に埋もれた高価な宝石や貴金属の採掘 (マイニング：Mining) に重ね合わせている．デー

---

[1] ダグラス・R・ホフスタッター (Douglas Richard Hofstadter) は，物理学の博士号をもつ米国の認知科学者．著書『ゲーデル，エッシャー，バッハ あるいは不思議の環』(野崎昭弘，はやしはじめ，柳瀬尚紀 訳) [94] で，1980 年に米国で最も優れた新聞，雑誌，文学等の功績に対して送られるピューリッツァー賞の一般ノンフィクション部門を受賞している．この一節は，同書の p.317 のなかで，蟻食が語っている部分を抜粋．

タベースの中から知識を発見することから **KDD (Knowledge Discovery in Databases)** と呼ばれることもある．当該分野の研究は非常に活発で，DM も KDD も，そのまま情報分野の著名な国際会議の名前にもなっており，毎年様々な手法等が提案・報告されている．

データマイニングの対象の例としてよく用いられるのは，3.6 節で述べたような，スーパーマーケットやコンビニエンスストアの POS データ等を蓄積したデータウェアハウス (DWH) である．売れ筋の商品や同時に購入される商品の組み合わせの解析等により，店舗の商品の配架や納品の戦略，さらには企業としての経営戦略の立案の際の支援を行うことが目的となる．様々なビックデータが蓄積される今日では，データマイニングの対象はますます広がっている[2]．それにともない，単なる項目の組み合わせだけではなく，シーケンスを見る方法も取り入れられている．

医療・健康・介護情報の解析のアプローチ

本章では，シーケンスを含めたデータマイニングのアプローチを中心に，医療・健康・介護の情報，特に電子カルテデータの解析手法を紹介する．それらの解析の前には，データを整えたり，プライバシーを保護するための前処理が必要となる．このため，まず5.2 節で，そのような前処理について述べる．

次に，電子カルテデータに対するいくつかのマイニングのアプローチを紹介する．まず，5.3 節で電子カルテ中のテキストを対象としたマイニングについて見ていく．次に，5.4 節で項目間の共起頻度から項目間の相関を抽出する相関ルールマイニングとその医療情報への適用の例を紹介する．5.5 節では，医療指示のシーケンスに着目した手法を紹介し，そこで求めた頻出医療指示シーケンスから診療オプションに対応するシーケンシャルパターンバリアントの抽出方法については，5.6 節で述べる．その中で，シーケンシャルパターンバリアントの可視化のアプローチとシーケンシャルパターンバリアントの評価の方法，およびシーケンスの分岐要因の推定の方法に関しても述べる．5.7 節では，医療指示以外にも，検体検査の多数の項目の組み合わせと，その検査結果を組

---

[2] ブロックチェーンによる仮想通貨の新ブロック生成のための取引承認処理もマイニングと呼ぶが，目的と対象が異なる．

み合わせたシーケンスの解析方法について紹介する.

　また，テキストマイニング，相関ルールマイニング，シーケンシャルパターンマイニングといったマイニングのアプローチのほかに，統計的なデータ解析のためのデータキューブを提示する方法に関して 5.8 節で紹介する．加えて，5.9 節では，行列因子分解を用いた患者属性と疾病の関係を解析するためのアプローチを紹介し，5.10 節では，深層学習を用いた解析のアプローチに関しても触れていく.

5.2　電子カルテ解析の前処理

前処理の必要性

　データマイニング等で解析する前に，入力データに誤記入，表記のゆれ，重複等の不適切な入力がないかを調べ，検出された場合には，それらを修正あるいは削除する必要がある．そのような処理は，**データクリーニング (Data Cleaning)**，あるいは**データクレンジング (Data Cleansing)** と呼ばれる [95]．さらに，複数のデータソースからデータを抽出 (Extract)，統一した形式に変換 (Transform)，DWH に取り入れる (Load) 処理を **ETL (Extract Transform Load)** 処理と呼び，データクリーニングはその一部と捉えられる.

　前述したように，手書きのカルテを文字認識で読み込むのではなく，最初から電子的に入力することで，入力の誤りは劇的に削減される．しかし，それでも人間が入力することが前提のため，記入もれや誤った箇所への記入，不正確な記入，重複した記入等が発生しうる．解析の前処理で，できるだけそれらを取り除くことが，解析の精度を向上させるために重要となる．それと同時に，そのような入力の誤りへの対応だけでなく，プライバシー保護のための前処理も必要となる.

5.2.1　電子カルテにおける入力のゆれや誤り
自由記述形式での不統一の例
　電子的な入力であっても，特に自由記述形式の場合には，同じ内容が異なっ

た形で書き込まれることがある．例えば，「生体検査」を「生検」と省略することはよくあることで，略す場合と略さない表記が混在しうる．同様のことは多数存在する．英語表記の場合にはミススペルもありうるし，日本語でも同じ英単語に対して発音の異なるカタカナが使われることもある．バイタルとヴァイタルといった表記の違いや，オーダとオーダーのように「ー(長音記号)」を付ける付けないの違いもある．年号を西暦で示すのか元号で示すのか，重さをmg で表すのか g で表すのかといった違いもある．

さらに，医療分野では英語の頭文字を使うことが多く，統一されていないことがある．あるいは，頭文字として統一されていても，大文字で記入される場合と，小文字で記入される場合がある．例えば，5.7 節で出てくる血液で肝機能の検査項目の AST を Ast あるいは ast と記入することもありうる．また，AST は以前，GOT と呼ばれていたことがあり，時期によって同じ検査項目でも名称が変わることもある．

自由記述でなくても発生する入力誤り

自由記述形式ではなく，医療指示や検査項目のように選択肢で選ぶような場合には，自由記述形式による表記よりはゆれが小さくなる．それでも，選択もれや誤って登録ボタンを二度押してしまうようなことは発生しうる．あるいは，時間の情報でも，予定と実際の時間がずれるようなことも発生する．例えば，手術の実施時間を，手術室の予約時間と混合してしまうと，実際に手術を行った時間と食い違ってしまうということは現実に発生している事例である．

このほか，「千年カルテプロジェクト」のような多医療機関にまたがる電子カルテを扱う場合には，医療機関ごとに選択項目や記載項目が異なる場合もあるため，正確な解析のためには，そのような違いを統一することが重要となる．

5.2.2　自動検出と訂正のアプローチ

辞書とルールによる訂正

上述の英語のミススペルの場合には，英単語のスペルチェッカを使うことでミススペルを検出し，場合によっては自動訂正も可能である．また，「生体検

査」と「生検」の例のように，正しい表記であってもゆれがあるような場合には，あらかじめ辞書とルールを用意して，前処理で統一した表現に自動的に書き換えておくことで対応できる．

　例えば「生検→生体検査」という変換ルールを用意しておけば，「生検」という省略形が出てきても，「生体検査」に統一できる．同様に，AST，Ast，ast，GOT といった例についても，医療機関で AST を使うと決めて変換ルールに登録しておけば，統一することが可能である．しかし，このような変換ルールの用意には，医療に関する知識，つまりドメイン知識が要求され，すべてをカバーすることは容易ではない．

異常値の検出

　また，ある程度の異常値は，条件をルールとして定めておくことで自動的に検出することができる．例えば生体の体温が 33 ℃を下回ったり，42 ℃を超えたりすることはない．ルールによって異常値を検知した場合に，再入力を求めることで誤入力を防ぐことが可能な場合もある．しかし，一般的には自動訂正は難しい課題の一つである．文献 [95] には，類似性やクラスタリングによる検出方法，発生頻度に基づく変換ルールの自動生成による訂正や重複除去ツールが紹介されているが，完全性を求めることは難しい．このような誤った入力や表記のゆれ等の不適切な入力検出とその訂正は，データ解析において最もコストのかかる処理ともいわれている．

5.2.3　プライバシー保護のための前処理
仮名化・匿名化・曖昧化と解析結果の関係

　3.2.2 項で述べたように，電子カルテにおいてプライバシーの保護は必須である．そのために，3.4.1 項で述べたような仮名化，匿名化，曖昧化，乱雑化，暗号化といった処理を前処理として行う必要がある．ただし，3.4 節でも述べたように，曖昧化や乱雑化は解析における有用性を下げることになる．患者のプライバシーを保護しながら，有用な解析結果を得られるように前処理することが肝要である．

解析の前処理として，医療施設において必要部分の匿名化を行い，個人を特定できない形にしたあと，暗号化をして解析を行う機関に渡し，その機関内で外部に漏れない形で復号化して解析を行う，というアプローチが現実的なところである．

多くの場合には，解析結果は解析対象全体から得られる情報を示すもので，個々の患者を特定できるような情報が含まれることは少ない．そうではあるが，解析した結果を外部に出す場合には，個人が特定できるような情報が本当に含まれていないか，細心の注意を払って確認する必要がある．特に，k-匿名化で述べた k の値が小さい情報に関しては，解析結果であっても開示できない場合がある．

5.3 診療記録・看護記録等の解析

電子カルテにおける解析の対象

電子化される前の紙のカルテは，様々な情報が入り混じった形で，基本的には自然言語で書かれることが多かった．場合によっては，図が書き込まれたり，写真や検査結果のデータを印刷した紙が貼られたり，挟み込まれていたりすることもあった．それらが，電子化されたことにより，項目ごとに分けて整理され，記録されるようになった．写真やデータは，別々に管理され，診療記録，看護記録，経過観察記録，入院経緯記録等も別々の項目として記録される．電子カルテは，それらの項目へのリンクを保持することで，容易にアクセスして見ることができ，項目間の関連も知ることができる．それと同時に，個々の項目を分けて解析することによって，指定した項目を対象とする精度の高い解析が可能になる．

電子化される前から，カルテの解析による医療の質の向上等の必要性は広く認識されていたが，手書き文字認識の精度の問題や，入力のコストの問題もあり，十分には行われていなかった．電子化が進み，対象となる項目の整理が進むことで，さらには 4.4.5 項で述べた「千年カルテプロジェクト」のように，多数の医療機関から電子カルテが集積されることによって，解析が進められるようになってきている．

5.3.1　テキストマイニング

電子カルテ中の文章の解析

　電子カルテの解析として最初に取り組まれたのは，自然言語で記述された文章部分の解析である．上述の診療記録，看護記録，経過観察記録，入院経緯記録，退院サマリー等の内容は，電子化されても医療従事者が自由形式で記述した自然言語の文章となる．自由形式で記述された文字列である文章を対象とした解析手法を**テキストマイニング (Text Mining)** と呼ぶ．

　テキストマイニングでは，文章を分解して文節や単語を抽出し，それらの出現頻度や，出現の傾向，複数の文節や単語の相関などの解析を行うことが基本である．特に日本語の解析の場合には，英語等と異なり，分かち書き等の処理も必要になるという特徴がある．テキストマイニングの対象は，もちろん電子カルテに含まれる文章に限らず，様々なアンケートの回答や，文章で寄せられる意見や質問，あるいはメールの文章等，用途は多岐にわたる．

テキストマイニングのツール

　用途が多いことから，テキストマイニング等の自然言語処理のためのツールも多数存在し，実用化されているものも多い．その中で，日本語の文章を分かち書きして，文法や辞書に基づき，品詞や活用形等の単位である**形態素 (Morpheme)** に分割する**形態素解析 (Morphological Analysis)** では，オープンソースの実用的なツールが多数開発されている．

　例えば，KAKASI[96]，JUMAN[97]，ChaSen[98]，MeCab[99] などがある．特に，MeCab は辞書やコーパスに依存せず，他のツールに比べて高速であり，テキストマイニングに限らず，他の自然言語処理での利用も多く，導入も容易である．

　実際に MeCab での形態素解析の例として，「インターフェロン治療を行うも無効であり，肝腫瘍を認め，TACE にて加療している」という仮想的な診療記録を，MeCab に入力した結果を図5.1 に示す．図からもわかるように，品詞に分解して，名詞の種類や活用等の情報を示すことができる．このため，固有名詞の数え上げ等も可能になるが，専門用語等の分類には，独自の解析プログラ

```
インターフェロン        名詞,一般,*,*,*,*,インターフェロン,インターフェロン,インターフェロン
治療    名詞,サ変接続,*,*,*,*,治療,チリョウ,チリョー
を     助詞,格助詞,一般,*,*,*,を,ヲ,ヲ
行う    動詞,自立,*,*,五段・ワ行促音便,基本形,行う,オコナウ,オコナウ
も     助詞,係助詞,*,*,*,*,も,モ,モ
無効    名詞,形容動詞語幹,*,*,*,*,無効,ムコウ,ムコー
で     助動詞,*,*,*,特殊・ダ,連用形,だ,デ,デ
あり    助動詞,*,*,*,五段・ラ行アル,連用形,ある,アリ,アリ
，     記号,読点,*,*,*,*,，,，,，
肝     接頭詞,名詞接続,*,*,*,*,肝,カン,カン
腫瘍    名詞,一般,*,*,*,*,腫瘍,シュヨウ,シュヨー
を     助詞,格助詞,一般,*,*,*,を,ヲ,ヲ
認め    動詞,自立,*,*,一段,連用形,認める,ミトメ,ミトメ
，     記号,読点,*,*,*,*,，,，,，
ＴＡＣＥ       名詞,固有名詞,組織,*,*,*,*
にて    助詞,格助詞,一般,*,*,*,にて,ニテ,ニテ
加療    名詞,サ変接続,*,*,*,*,加療,カリョウ,カリョー
し     動詞,自立,*,*,サ変・スル,連用形,する,シ,シ
て     助詞,接続助詞,*,*,*,*,て,テ,テ
いる    動詞,非自立,*,*,一段,基本形,いる,イル,イル
```

図 5.1 MeCab での解析例

ムが必要となる．

　さらに，Explosion AI 社が開発する spaCy [100] は，形態素解析だけでなく，自然言語処理のライブラリをオープンソフトウェアとして提供している[3]．GiNZA[101] は，国立国語研究所が spaCy を日本語で利用できるようにしたものである．例えば，機械学習とルールベースの解析，**固有表現 (Named Entity)** の抽出，単語ベクトルの生成，テキスト分類，ビジュアライザなどの機能を有する．

　固有表現抽出とは，人名，組織名，地名，時間表現，数値表現等を抽出することである．電子カルテの場合には，病名，部位，症状，検査内容，処置内容，期間，薬剤等を抽出することに対応する．必要な固有表現を抽出することができれば，電子カルテ中の重要語の頻度を調べる場合にも有用である．

　例えば，形態素解析の説明で用いた仮想的診療記録である「インターフェロン治療を行うも無効であり，肝腫瘍を認め，TACE にて加療している」におけ

---

[3] spaCy は，Python と Cython というプログラミング言語で書かれている．英語，ドイツ語，フランス語，スペイン語，イタリア語，ポルトガル語，オランダ語に対応している．

```
import spacy

nlp = spacy.load('ja_ginza')

doc = nlp('インターフェロン治療を行うも無効であり，肝腫瘍を認め，ＴＡＣＥにて加療している')
for ent in doc.ents:
  print(
      ent.text+','+
      ent.label_+'+'+
      str(ent.start_char)+','+
      str(ent.end_char)
  )

インターフェロン治療,Doctrine_Method_Other+0,10
肝腫瘍,Animal_Disease+20,23
ＴＡＣＥ,GOE_Other+27,31
```

図 5.2　GiNZA で固有表現抽出の例

る固有表現を GiNZA で抽出した例を図 5.2 に示す．この例では，「インター
フェロン治療」が Doctrine_Method_Other，「肝腫瘍」が Animal_Disease で
あると判定している．TACE は，肝動脈化学塞栓術 (Transcatheter Arterial
Chemoembolization) のことであるが，頭文字だけからなるため，施設 (Facility)
の一種の GOE (地名と組織を包含した生体性をもつ組織名) ほかと判定され
ている．誤判定を含む判定内容は，機械学習の学習量やモデルによって変化す
るため，有益な固有表現を抽出するには，医学知識を前提とした学習が必要に
なる．

　このほか，抽出した固有表現の間の関係を抽出する**関係抽出 (Relation
Extraction)** も重要である [67]．処置に対する理由といった固有表現間の関
係が抽出できると，医療支援に役立てられる．固有表現抽出，関係抽出等の技
術は，医療情報に限らず，自然言語処理として広く発展してきたものである．
ただし，医療関係の固有表現の抽出のためには，図 5.2 の例で示したように，
医療知識に基づく十分な事前学習が必要である．関係抽出も，医療支援に用い
るためには，固有表現抽出で得られた用語の間のいかなる関係を抽出するかを
検討することが重要となる．

5.3.2 電子カルテのテキストマイニングの適用例

テキストマイニングの結果による医療支援

4.4.1 項で述べたように，すでに電子カルテの文章に対して，様々な解析が行われている [66, 67]．電子カルテにおいて，主としてテキストマイニングの対象となるのは，診療記録，看護記録等となり，診療記録から薬剤の副作用に関する用語の関係抽出を行うチャレンジも実施されている [102]．日本語で記載された電子カルテの文書に対しても，様々な解析が行われている．文献 [103] では，胃癌入院患者を対象に，看護記録中の，

- S: 患者が直接提供する主観的な状況・患者が話した内容
- O: 客観的事実・医療スタッフの目から見た患者の様子や認識の状態
- A: それらの情報から導き出される評価・判断
- P: 今後の計画・実際に行ったケア

に関してグラフによる可視化を行っている．このほか，複数病院間でのテキストマイニングによる DPC 判定の試み [68] や，テキストマイニングによる看護記録からの専門用語の辞書の作成 [69]，看護師の熟練度による記述の違いの解析 [70]，看護記録に特化したテキストマイニングツールの開発 [71] など，多数の試みがなされている．筆者の研究グループでも，医療関係の固有表現をターゲットにした固有表現抽出や関係抽出のための方法を検討している．

文献 [69] および [70] では，広島市立大学が開発したテキストマイニング統合環境である **TETDM (Total Environment for Text Data Mining)** [104] を用いて，実際の電子カルテ中の看護記録から専門用語候補を抽出し，インタラクティブに辞書に追加する機能と，電子カルテの分析作業を支援する機能を実現している．新人とベテラン看護師が利用する単語の記入比率から，経験による語彙の有意な差が見られたとある．このようなテキストマイニングの結果は，6.3 節で述べる医療従事者への知識の提供として，医療を支援することができる．

5.4　頻繁に共起する医療項目の抽出

選択項目を対象とすることによる曖昧性の減少

　上述したように，電子カルテ中の自由記述部分のテキストに対するマイニングの試みは多数行われているが，テキストの記載に対して制限を設けることが難しく，記載内容は書き込んだ医療関係者に依存することになる．一方，電子カルテシステムを採用することにより，自由記述形式ではなく，定めれた場所に数値を打ち込み，いくつかの選択肢の中から項目を選択するような入力が行われる．そのようにして入力されたデータは，自由記述のテキストに比べて，曖昧さが減り，解析とは相性がよい．

　既定項目の例としては，医療指示の項目や，検体検査項目等があるが，それらの項目に対して頻度ベースのデータマイニングを適用することで，より精度の高いデータに基づいて医療関係者を支援可能な情報を抽出することができる．もちろん，頻度ベースのマイニングの対象としては，そのような選択項目だけでなく，上述のテキストマイニングの固有表現を項目として扱うことも可能である．

5.4.1　相関ルールマイニング

解析による相関ルールの抽出

　複数の項目（アイテム）の出現を対象にするデータマイニングとして，今や様々な手法が取られているが，その先駆けとなったのは，IBM の Rakesh Agrawal らが 1993 年に提案した**相関（アソシエーション）ルールマイニング (Association Rule Mining)** である [105]．

　Agrawal らは，スーパーマーケット等の顧客の購入履歴の中から，頻繁に同時に購入された品物の間の規則性をルールとして求める方法を明らかにし，**アプリオリ (Apriori) アルゴリズム**と名付けた [106]．顧客の買物かご (バスケット) の中の品物からルールを見つけ出すことから，**バスケット分析 (Basket Analysis)** と呼ばれることもある．

　バスケットの中身を商品ではなく，投薬の薬剤と考えれば，どの薬剤を投与

したときに，頻繁に同時投与される薬剤の情報を求めるといった，投薬の解析
にもそのまま適用することができる．あるいは，同時に実施される検査項目の
解析も可能である．以下，オリジナルに沿って購入履歴の解析を例にしてアプ
リオリアルゴリズムの概要を述べ，そのあとで具体例として投薬に適用した例
を，ステップを追って示す．

アプリオリアルゴリズム

　顧客一人のバスケットの中身，あるいはレシートにリストとしてひとまとめ
になった品物 (アイテム) をトランザクションと呼ぶ．扱う n 種類のアイテム
の集合 I を，

$$I = \{i_1, i_2, \ldots, i_n\}$$

解析の対象とする m 回のトランザクションの集合 D を，

$$D = \{t_1, t_2, \ldots, t_m\}$$

で表す．ここで，それぞれのトランザクションは購入したアイテムの集合にな
るので，$t_i \subset I$ となる．

　D において，空集合でないアイテムの集合 $\emptyset \neq X, Y \subset I$ かつ $X \cap Y = \emptyset$
に対して，アイテム X が購入されたときに一緒にアイテム Y が購入されると
いうことを，**相関ルール (Association Rule)** $X \Rightarrow Y$ として表す．

　D 中の $s\%$ のトランザクションに X が含まれるとき，s を**支持度 (Support)**
と呼び，$s = sup(X)$ とする．さらに，D 中で X を含むトランザクションの
内 Y も同時に含む百分率 (%) c を**確信度 (Confidence)** と呼び，

$$c = conf(X \Rightarrow Y) = \frac{sup(X \cup Y)}{sup(X)}$$

となる．

　Agrawal らは，利用者によって指定された **最小支持度 (Minimum Sup-
port:** s_{min}**)** と**最小確信度 (Minimum Confidence:** c_{min}**)** を満足するす
べての相関ルールをデータベースに格納されたトランザクション集合から導き
出す方法として，アプリオリ (Apriori) アルゴリズムを提案した．

　その基本的な考え方は，アイテム集合のある要素の支持度が最低支持度を満たしていなければ，その要素を組み合わせた場合の支持度は最低支持度を満たすことはないという事象を基にしている．そのため，より少ないアイテムの組み合わせの集合に対する相関ルールを求めてから，多くのアイテムの組み合わせの集合に対する相関ルールを演繹的に（アプリオリに）求めるというアプローチを取る．以下に，その流れを示す．

1. D をスキャンして，各アイテムの出現頻度を求め，最小支持度 (s_{min}) を満たす 1 アイテムからなる 1 頻出アイテム集合

$$F^{l=1} = \{X \mid X \subset I,\ sup(X) \geq s_{min}\}$$

を求める．

2. $F^{l=1}$ 中の 2 つのアイテムの組み合わせの 2 候補アイテム集合

$$C^{l=2} = \{(X,Y) \mid X \in F^{l=1}, Y \in F^{l=1}, X \neq Y\}$$

を求める．

3. 再び D をスキャンして，2 候補アイテム集合 $C^{l=2}$ の中で最小支持度 (s_{min}) を満たす 2 アイテムからなる 2 頻出アイテム集合

$$F^{l=2} = \{(X,Y) \mid (X,Y) \in C^{l=2},\ sup(X \cup Y) \geq s_{min}\}$$

を求める．

4. 2 頻出アイテム集合の中で最小確信度 (c_{min}) を満たす組

$$\{(X,Y) \mid (X,Y) \in F^{l=2},\ sup(X \cup Y)/sup(X) \geq c_{min}\}$$

が相関ルール

$$X \Rightarrow Y$$

となる．

5. 上記の手順，すなわち $k-1$ アイテムからなる $k-1$ 頻出アイテム集合 $F^{l=k-1}$ の中から，k のアイテムからなる候補アイテム集合 $C^{l=k}$ を作成し，最小確信度を満たす相関ルールとし，$F^{l=k}$ が空集合になるまで続ける．

相関ルールの有効性の指標

　以上のように，アプリオリアルゴリズムは，与えられた最小支持度と最小確信度を満たす相関ルールをすべて導き出すものであるが，そこで得られた相関ルールの有効性を判定することも重要である．相関ルールの有効性を示すために，**リフト値 (lift)**，**説得性 (conviction)**[107] 等の指標が提案され，特にリフト値は広く用いられている．

　リフト値 $lift(X \Rightarrow Y)$ は，$X \Rightarrow Y$ というルールが，そのルールの結果として示される Y の発生にどれだけ影響しているかを示す．つまり，X の発生が Y の発生をどれだけ持ち上げている (lift している) かという指標であり，$X \Rightarrow Y$ の確信度 $conf(X \Rightarrow Y)$ を Y の支持度 $sup(Y)$ で割ることで得られる．すなわち，

$$lift(X \Rightarrow Y) = \frac{conf(X \Rightarrow Y)}{sup(Y)} = \frac{sup(X \cup Y)}{sup(X) \times sup(Y)}$$

となる．言い換えると，X が発生した場合に Y が発生する確率を，Y が発生する確率で割っているので，この値が高いほど，X が発生した場合に Y が発生しやすいことを示している．リフト値が 1 より大きければ，有効性が高いことになる．また，式からわかるように，

$$lift(X \Rightarrow Y) = lift(Y \Rightarrow X)$$

が成り立つ．

　一方，説得性 $conv(X \Rightarrow Y)$ は，$X \Rightarrow Y$ というルールの結果として示される Y の排反事象が発生しないかどうかを示す．すなわち，X の発生により Y の発生でないことがどれだけ少なくなるかによって説得性を示す指標であり，次式で求められる．

$$conv(X \Rightarrow Y) = \frac{1 - sup(Y)}{1 - conf(X \Rightarrow Y)}$$

この値が大きいほど，X が発生した場合に，Y 以外が発生することが少ないことを示す．なお，式からわかるように確信度 $conf(X \Rightarrow Y)$ が 100%の場合には分母が 0 となり，説得性は無限大 (∞) になる．また，X と Y を入れ替えた

場合に，リフト値のような同じ値にはならない．つまり，

$$conv(X \Rightarrow Y) \neq conv(Y \Rightarrow X)$$

である．

相関ルールの適用イメージ

　得られる相関ルールの $X \Rightarrow Y$ は，最小支持度 (s_{min}) 以上の高い頻度で購入されている商品 X を購入する顧客は，与えられた最小確信度 (c_{min}) 以上の高い確率で商品 Y も購入することを示している．スーパーマーケットやコンビニエンスストア等の顧客の購入履歴（レシートの集合）に適用することで，赤ちゃん用の粉ミルクと使い捨ておむつ，アルコール飲料とおつまみ系お菓子が一緒に買われることが多いという相関ルールが抽出される．粉ミルクやアルコール飲料に関する相関ルールは，誰でも思い付く可能性はあるが，販売店側で気が付かないような相関ルールが得られることもある．そのような情報は，商品の配架や販売戦略を決める際に貴重な情報となる．

　相関ルールマイニングは，紹介した商品購入履歴だけでなく，すでに様々な分野に適用されている．例えば，Web のアクセス履歴の解析 [108] や，学術論文の引用の解析 [109] 等にも使われている．医療に関する適用例としては，一人の患者に対して同時に投薬される薬剤の頻出する組み合わせを抽出する場合や，薬剤と副作用の関係，あるいは頻繁に同時に行われる検査項目の抽出等，様々な場面で相関ルールマイニングを使うことが想定できる．

　実際に，医薬品による副作用報告のデータベースに対する相関ルールマイニングでは，{ 不安 }⇒{ 易刺激性 } の支持度が 0.72％，確信度が 100％という結果が得られたと報告 [110] がある．また，検体検査項目に関する相関ルールマイニングでは，単一病名に対する抽出で 70％，類似病名群に対する抽出で 89％の精度が得られたという報告 [111] もある．

5.4.2　投薬組み合わせのマイニング例

アプリオリアルゴリズムの適用対象

　ここでは，前述のアプリオリアルゴリズムの医療情報への適用のわかりやす

い例として，薬剤の頻出組み合わせの抽出を，ステップを追って考えてみよう．可読性を高めるため，表 5.1 のような小さなトランザクションの集合，つまり各患者に対する投薬の履歴の集合 D を想定する．

表 **5.1** 各患者に対する投薬の履歴の集合 D

患者 ID	薬剤
p1234	薬剤$_A$, 薬剤$_B$, 薬剤$_C$
p5678	薬剤$_A$, 薬剤$_D$, 薬剤$_E$
p9123	薬剤$_A$, 薬剤$_D$
p4567	薬剤$_B$, 薬剤$_C$
p8912	薬剤$_A$, 薬剤$_B$, 薬剤$_C$
p3456	薬剤$_C$, 薬剤$_E$

ケース 1：最小支持度 40%，最小確信度 70%の場合

D に対して，最小支持度 $s_{min} = 40\%$，最小確信度 $c_{min} = 70\%$ で，アプリオリアルゴリズムを適用してみる．

1. D をスキャンして，各薬剤の出現頻度 (つまり，D の中に 薬剤$_X$ が出現する回数を，全患者数である 6 で割った値) を求めると，
   - 薬剤$_A$: $4/6 = 0.67$
   - 薬剤$_B$: $3/6 = 0.5$
   - 薬剤$_C$: $4/6 = 0.67$
   - 薬剤$_D$: $2/6 = 0.33$
   - 薬剤$_E$: $2/6 = 0.33$
   となり，最小支持度 40%を満たす 1 頻出アイテム集合は，

   $$F^{l=1} = \{\, \text{薬剤}_A, \ \text{薬剤}_B, \ \text{薬剤}_C\}$$

   の 3 つとなる．
2. $F^{l=1}$ の 3 つの要素の組み合わせである 2 候補アイテム集合

   $$C^{l=2} = \{(\text{薬剤}_A, \text{薬剤}_B), \ (\text{薬剤}_A, \text{薬剤}_C), \ (\text{薬剤}_B, \text{薬剤}_C)\}$$

   を作成する．

3. 再び D をスキャンして，2 候補アイテム集合の各要素である組み合わせの出現頻度を求めると，

- (薬剤$_A$, 薬剤$_B$): $2/6 = 0.33$
- (薬剤$_A$, 薬剤$_C$): $2/6 = 0.33$
- (薬剤$_B$, 薬剤$_C$): $3/6 = 0.5$

となり，最小支持度 40%を満たす 2 頻出アイテム集合は，

$$F^{l=2} = \{(薬剤_B, 薬剤_C)\}$$

となる．

4. 2 頻出アイテム集合の中から確信度を算出すると，

- (薬剤$_B$, 薬剤$_C$)/薬剤$_B$: $3/3 = 1$
- (薬剤$_B$, 薬剤$_C$)/薬剤$_C$: $3/4 = 0.75$

となるため，最小確信度 70%を満たす

ar_1: 薬剤$_B$ $\Rightarrow$ 薬剤$_C$　(conf:100%, lift:1.5, conv:∞)

ar_2: 薬剤$_C$ $\Rightarrow$ 薬剤$_B$　(conf:75%, lift:1.5, conv:2)

という相関ルール (Association Rule) が求められる．

5. 3 候補アイテム集合は作成できないので，アルゴリズムはここで終了する．

　この結果，薬剤$_B$ を投与した患者には 100%の確率で 薬剤$_C$ を投与しており，逆に 薬剤$_C$ を投与した患者には 75%の確率で 薬剤$_B$ を投与していることが，表5.1 の D から求められることがわかる．なお，得られた相関ルールのリフト値 (lift) は，ar_1 が 1/0.67 で 1.5，ar_2 が 0.75/0.5 で 1.5 となり，有効性としては同じである．また，説得性 (conv) は，ar_1 の場合には，確信度 (conf) が 100%なので分母が 0 になり無限大 (∞)，ar_2 の場合には (1-0.5)/(1-0.75) = 2 となる．つまり 薬剤$_C$ の投与時の 薬剤$_B$ 以外の投与より，薬剤$_B$ の投与時の薬剤$_C$ 以外の投与が少ないことを示している．

ケース 2：最小支持度 30%，最小確信度 60%の場合

　次に，最小支持度，最小確信度を変化させた場合を考える．D に対して，最

小支持度を 30%，最小確信度を 60% に下げて，アプリオリアルゴリズムを適用してみる．

1. 最小支持度 30% を満たす 1 頻出アイテム集合は，

$$F^{l=1} = \{ \, 薬剤_A, \, 薬剤_B, \, 薬剤_C, \, 薬剤_D, \, 薬剤_E \}$$

となる．

2. $F^{l=1}$ の要素の組み合わせから 2 候補アイテム集合を求めると，

$$\begin{aligned} C^{l=2} = \{ &(薬剤_A, 薬剤_B), \, (薬剤_A, 薬剤_C), \, (薬剤_A, 薬剤_D), \\ &(薬剤_A, 薬剤_E), \, (薬剤_B, 薬剤_C), \, (薬剤_B, 薬剤_D), \\ &(薬剤_B, 薬剤_E), \, (薬剤_C, 薬剤_D), \, (薬剤_C, 薬剤_E), \\ &(薬剤_D, 薬剤_E) \} \end{aligned}$$

となる．

3. 再び D をスキャンして，2 候補アイテム集合の出現頻度を求め，最小支持度 30% を満たす 2 頻出アイテム集合は，

$$\begin{aligned} F^{l=2} = \{ &(薬剤_A, 薬剤_B), \, (薬剤_A, 薬剤_C), \, (薬剤_A, 薬剤_D), \\ &(薬剤_B, 薬剤_C) \} \end{aligned}$$

となる．

4. 2 頻出アイテム集合の中で最小確信度 60% を満足する

ar_1: 薬剤$_B$ ⇒ 薬剤$_C$　(conf:100%, lift:1.5, conv:∞)

ar_2: 薬剤$_C$ ⇒ 薬剤$_B$　(conf:75%, lift1.5, conv:2)

ar_3: 薬剤$_D$ ⇒ 薬剤$_A$　(conf:100%, lift:1.5, conv:∞)

ar_4: 薬剤$_B$ ⇒ 薬剤$_A$　(conf:67%, lift:1, conv:1)

という相関ルールが得られる．

5. さらに，3 候補アイテム集合として，

$$\begin{aligned} C^{l=3} = \{ &(薬剤_A, 薬剤_B, 薬剤_C), \, (薬剤_A, 薬剤_B, 薬剤_D), \\ &(薬剤_A, 薬剤_C, 薬剤_D) \} \end{aligned}$$

が得られる.

6. 再び D をスキャンして，3 候補アイテム集合の出現頻度を求め，最小支持度 30% を満たす 3 頻出アイテム集合は，

$$F^{l=3} = \{(薬剤_A, 薬剤_B, 薬剤_C)\}$$

となり，最小確信度 60% を満足する

ar_5: $(薬剤_A, 薬剤_B) \Rightarrow 薬剤_C$　(conf:100%, lift:1.5, conv:∞)

ar_6: $(薬剤_A, 薬剤_C) \Rightarrow 薬剤_B$　(conf:100%, lift:2, conv:∞)

ar_7: $(薬剤_B, 薬剤_C) \Rightarrow 薬剤_A$　(conf:67%, lift:1, conv:1)

ar_8: $薬剤_B \Rightarrow (薬剤_A, 薬剤_C)$　(conf:67%, lift:2, conv:2)

という相関ルールが得られる.

7. 4 候補アイテム集合は作成できないので，アルゴリズムはここで終了する.

　上記の 2 つのケースからわかるように，最小支持度，最小確信度が変化すると，得られる相関ルールが変わり，最小支持度，最小確信度を下げれば，より多くの相関ルールが得られる．また，最小支持度 40%，最小確信度 70% のときに得られた相関ルール $\{ar_1, ar_2\}$ は，最小支持度 30%，最小確信度 60% のときに得られる相関ルールに含まれる．しかし，その分トランザクション集合 D をスキャンする回数が増えて，計算量が増大する．さらに，D のサイズが大きくなると，要素を比較しながらスキャンするための計算時間は長くなる.

5.4.3　相関ルールマイニングの高速化

並列処理による高速化

　ナイーブなアプリオリアルゴリズムの弱点は計算量が増大するところである．大きなトランザクションの集合に対して，最小支持度を低く設定した場合の比較処理の回数は非常に大きくなる．実際の応用では，多くの履歴に対して，最小支持度を低くした解析ができるようにするために，高速化は重要である.

　高速化の手段として，文献 [112, 113] 等の並列処理を取り入れる研究が多く

されている．並列化における基本的なアプローチは，トランザクション集合を分割してスキャンすることで，スキャンの処理時間を短縮するものである．並列に処理する間の通信の頻度を低く抑えることができるので，並列化の効果は比較的得やすい処理といえる．

木構造を用いた効率化

並列化とは別に，アルゴリズム的な改良もある．計算量を小さくするために，最初にトランザクションを木構造に変換して候補アイテム集合を生成せずに行う **FP (Frequent Pattern)-Tree** を用いた **FP-Growth アルゴリズム** が提案されている [114]．

FP-Growth アルゴリズムでは，まず FP-Tree T を以下のように生成する．

1. FP-Tree T の各ノードを (item, count, node-link) とし，その根のノードである (root, 0, null) を用意する．
2. D の中の各アイテムの頻度を求めて，最小支持度を満たすアイテムとその支持度の組の集合である

$$FS^{l=1} = \{(X, sup(X)) \mid X \subset I,\ sup(X) \geq s_{min}\}$$

を求め，各アイテムの頻度で降順ソートしたリスト L を作成する．
3. リスト L の先頭から，D の中に含まれるトランザクションを選び，L の順番に従って並び変える．
4. 並び替えたトランザクション中で，最初の要素が p，残りの要素を P として，$insert\_tree(p[P], T)$ という関数を呼ぶ．

ここで，$insert\_tree(p[P], T)$ という関数は，FP-Tree T のノード N の item が p と等しい場合に，N の count を 1 増やす．item が p と等しくない場合には，node-link に新たなノードをつなげ，その item を p とし，count を 1 にする．

このように作成した FR-Tree を root からトラバースしながら，最小支持度を満たす count 以上の item のパスから組み合わせを抽出することができる．

アプリオリアルゴリズムと比較して，FP-Tree の構造を保存するコストとソート処理のコストがかかるが，アプリオリアルゴリズムで最も処理コストの高い各組み合わせの発生頻度を調べるために，何度もスキャンするコストが不要になる効果は大きい．

投薬における最小支持度 30%の FP-Tree の例

表 5.1 の投薬の履歴の集合 D に対して FP-Growth を適用する．まず，T の初期設定として，(root, 0, null) を用意し，D から

$$FS^{l=1} = \{(薬剤_A, 0.67), (薬剤_B, 0.5), (薬剤_C, 0.67), (薬剤_D, 0.33), (薬剤_E, 0.33)\}$$

を得る．これから，リスト

$$L = <薬剤_A, 薬剤_C, 薬剤_B, 薬剤_D, 薬剤_E>$$

を作成する．この順番に従って D の要素を並び替え，各患者に対して，$insert\_tree(p[P], T)$ を適用することで，図 5.3 のような FP-Tree が構成できる．

この FP-Tree を root からトラバースしながら，最小支持度 30%を満たす count が 2 以上のパスを見ることによって，

$$\{(薬剤_A, 薬剤_C, 薬剤_B), (薬剤_A, 薬剤_C), (薬剤_A, 薬剤_B),$$
$$(薬剤_A, 薬剤_D), (薬剤_C, 薬剤_B)\}$$

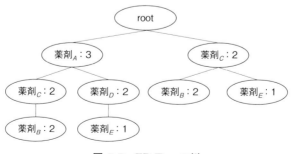

図 5.3　FP-Tree の例

という組み合わせを抽出することができる．これはアプリオリでマイニングした結果と同一の結果が，スキャンを何度もせずに得られることを示している．

5.5 医療項目の出現順序を考慮した解析

シーケンスに着目した解析

前述の相関ルールマイニングは，項目の出現の順序に関係なく，トランザクションとしてまとめられた項目の間の相関を見るものであった．つまり，どの項目が一緒に出現するかのみに着目し，どの項目が先に，あるいは後に出現するかには着目していない．しかし，履歴データの中には，医療指示や検体検査のシーケンスのように，順序に意味があるものが多い．そこで，次に頻出するシーケンスを解析することを考える．

Agrawal らは，頻出シーケンス抽出の方法として，前述のアプリオリアルゴリズムをベースとしたシーケンシャルパターンマイニング (SPM: Sequential Pattern Mining) の手法を提案した [115]．さらに，そのマイニングの効率を改善する様々な手法も提案されている [116, 117]．ここでは，シーケンシャルパターンマイニングで，医療におけるシーケンスを解析することを考える．

5.5.1 頻出シーケンシャルパターン

シーケンスとサブシーケンス

シーケンシャルパターンマイニングのアルゴリズムの前に，頻出シーケンシャルパターンとはどのようなものであるかという説明から始める．

シーケンスの頻度を見るために，まず**サブシーケンス** ($\sqsubseteq$) という概念を導入する．a_i, b_j を，5.4.1 項で定義した I の要素の集合としたときに，シーケンス

$$A = < a_1, a_2, \ldots, a_i, \ldots a_n >$$

が，シーケンス

$$B = < b_1, b_2, \ldots, b_j, \ldots, b_m >$$

のサブシーケンス，$A \sqsubseteq B$ とは，$n \leq t \leq m$ なる t に対して，

$$a_1 \subseteq b_{s_1}, a_2 \subseteq b_{s_2}, \ldots, a_n \subseteq b_{s_t}, 1 \leq s_1 < s_2 < \ldots < s_t \leq m$$

となる

$$< s_1, s_2, \ldots, s_t >$$

が存在することをいう.

医療指示の例で考えると,

$$a_1 = (\text{検査}_A),\ a_2 = (\text{手術}),\ a_3 = (\text{投薬}_D)$$

というシーケンス A と,

$$b_1 = (\text{入院}),\ b_2 = (\text{検査}_A, \text{検査}_B),\ b_3 = (\text{麻酔}),\ b_4 = (\text{手術}),$$

$$b_5 = (\text{投薬}_D, \text{看護}),\ b_6 = (\text{退院})$$

というシーケンス B を想定した場合に,

$$a_1 \subseteq b_2, a_2 \subseteq b_4, a_3 \subseteq b_5$$

となるので, $A \sqsubseteq B$ が成り立つ.

次に, シーケンス S とシーケンス ID の sid の組 (sid, S) の集合であるシーケンスデータベース SDB を考える. シーケンス A に対して $A \sqsubseteq B$ となるシーケンス B が SDB の中に存在するとき, $A \sqsubseteq SDB$ と表す. また, SDB の濃度 (Cardinality) つまり要素数を $|SDB|$ で表すことにする.

5.4.1 項と同様に最小支持度 s_{min} を指定し, SDB の濃度に対する, シーケンス A をサブシーケンスとする SDB 中のシーケンス数の比率が s_{min} より大きい場合, つまり,

$$\frac{|\{S \mid A \sqsubseteq S, (sid, S) \in SDB\}|}{|SDB|} \geq s_{min}$$

が成り立つような場合に, シーケンス A を**頻出シーケンシャルパターン**と呼ぶ.

表 5.2 のような医療指示のシーケンスデータベース SDB の例を想定し, 最小支持度 s_{min} を 50%とすると, 例えば, シーケンス

$$< (\text{検査}_A),\ (\text{手術}),\ (\text{投薬}_D, \text{看護}) >$$

表 **5.2** 医療指示シーケンスデータベース SDB の例

sid	シーケンス
sid_1	(入院), (検査$_A$, 検査$_B$), (麻酔), (手術), (投薬$_D$, 看護), (退院)
sid_2	(入院), (検査$_A$), (麻酔), (手術), (投薬$_D$, 看護), (退院)
sid_3	(入院), (投薬$_E$), (麻酔), (手術), (投薬$_D$), (退院)
sid_4	(入院), (検査$_C$), (麻酔), (手術), (投薬$_F$), (看護), (退院)
sid_5	(入院), (検査$_A$, 検査$_C$), (投薬$_E$), (麻酔), (手術), (投薬$_D$, 看護), (退院)
sid_6	(入院), (検査$_A$, 検査$_B$, 検査$_C$), (麻酔), (手術), (投薬$_F$, 看護), (退院)

は, sid_1, sid_2, sid_5 の3つのシーケンスのサブシーケンスなので, $3/6 \geq s_{min}$ で, 頻出シーケンシャルパターンとなる. 一方, シーケンス

$$< (検査_C), (麻酔), (投薬_F) >$$

は, sid_4, sid_6 の2つのシーケンスのサブシーケンスなので, $2/6 < s_{min}$ で, 頻出シーケンシャルパターンとはならない.

5.5.2 シーケンシャルパターンマイニング: SPM

このような, SDB 中の最小支持度を満たす頻出シーケンシャルパターンをすべて抽出するための処理を**シーケンシャルパターンマイニング (SPM: Sequential Pattern Mining)** と呼ぶ. 以下では, アプリオリと, プレフィックススパンと呼ばれるアルゴリズムを基にしたシーケンシャルパターンマイニングの手法を紹介する.

アプリオリベースのシーケンシャルパターンマイニング

5.4.1項で述べた相関ルールマイニングのアプリオリアルゴリズムのように, 頻出でないサブシーケンスをサブシーケンスとしてもつパターンは頻出にはなりえないことを利用したアルゴリズム **AprioriAll** が, Agrawal らによって提案された [115]. 以下にアプリオリベースのシーケンシャルパターンマイニングアルゴリズムの概要を示す.

1. SDB をスキャンして, 長さ1の候補シーケンシャルパターンの集合

$CSP^{l=1}$ を生成し，$CSP^{l=1}$ の中で最小支持度 s_{min} を満たす長さ 1 の頻出シーケンシャルパターンの集合を $FSP^{l=1}$ とする．

2. $FSP^{l=1}$ の要素の組み合わせから長さ 2 の候補シーケンシャルパターンの集合 $CSP^{l=2}$ を生成する．

3. 以下，$CSP^{l=k-1}$ の中で最小支持度 s_{min} を満たす長さ $k-1$ の頻出シーケンシャルパターンの集合 $FSP^{l=k-1}$ を生成し，$FSP^{l=k-1}$ から $CSP^{l=k}$ を生成することを $FSP^{l=k}$ が生成されなくなるまで繰り返す．

アプリオリベース SPM の医療指示への適用例

表 5.2 に示すような医療指示のシーケンスデータベースを対象に，最小支持度 s_{min} を 50% で，アプリオリベースのシーケンシャルパターンマイニングアルゴリズムを適用してみる．ただし，$<$ 入院 $>$ と $<$ 退院 $>$ は，すべてのシーケンスの最初と最後に出現するため，ここではわかりやすく説明するために，5.3 節のような $<$ 入院 $>$ と $<$ 退院 $>$ を省いた SDB' を対象にする．

表 **5.3**　医療指示シーケンスデータベース SDB' の例

sid	シーケンス
sid'_1	(検査$_A$, 検査$_B$), (麻酔), (手術), (投薬$_D$, 看護)
sid'_2	(検査$_A$), (麻酔), (手術), (投薬$_D$, 看護)
sid'_3	(投薬$_E$), (麻酔), (手術), (投薬$_D$)
sid'_4	(検査$_C$), (麻酔), (手術), (投薬$_F$), (看護)
sid'_5	(検査$_A$, 検査$_C$), (投薬$_E$), (麻酔), (手術), (投薬$_D$, 看護)
sid'_6	(検査$_A$, 検査$_B$, 検査$_C$), (麻酔), (手術), (投薬$_F$, 看護)

1. 長さ 1 の候補シーケンシャルパターンの集合 $CSP^{l=1}$ の要素は，
$<$ (検査$_A$) $>$，$<$ (検査$_B$) $>$，$<$ (検査$_C$) $>$，$<$ (麻酔) $>$，
$<$ (手術) $>$，$<$ (投薬$_D$) $>$，$<$ (投薬$_E$) $>$，$<$ (投薬$_F$) $>$，
$<$ (看護) $>$，$<$ (検査$_A$, 検査$_B$) $>$，$<$ (検査$_A$, 検査$_C$) $>$，
$<$ (投薬$_D$, 看護) $>$，$<$ (投薬$_F$, 看護) $>$，$<$ (検査$_A$, 検査$_B$, 検査$_C$) $>$
となる．

2. $CSP^{l=1}$ の中で，最小支持度 (50%) を満たす長さ 1 の頻出シーケンシャ

ルパターンの集合 $FSP^{l=1}$ の要素は,

$< (検査_A) >$, $< (検査_C) >$, $< (麻酔) >$, $< (手術) >$,

$< (投薬)_D >$, $< (看護) >$, $< (投薬_D, 看護) >$

となる.

3. $CSP^{l=2}$ の要素は多数となるため, ここでは省略する.

4. $CSP^{l=2}$ の要素の中で, 最小支持度を満たす長さ 2 の頻出シーケンシャルパターンの集合 $FSP^{l=2}$ の要素は,

$< (検査_A), (麻酔) >$, $< (検査_C), (麻酔) >$, $< (麻酔), (手術) >$,

$< (手術), (投薬_D) >$, $< (手術), (看護) >$,

$< (手術), (投薬_D, 看護) >$, $< (検査_A), (手術) >$,

$< (検査_C), (手術) >$, $< (麻酔), (投薬_D) >$,

$< (麻酔), (看護) >$, $< (麻酔), (投薬_D, 看護) >$,

$< (検査_A), (投薬_D) >$, $< (検査_A), (看護) >$, $< (検査_C), (看護) >$,

$< (検査_A), (投薬_D, 看護) >$

となる.

5. $CSP^{l=3}$ の要素は,

$< (検査_A), (麻酔), (手術) >$, $< (検査_C), (麻酔), (手術) >$,

$< (麻酔), (手術), (投薬_D) >$, $< (麻酔), (手術), (看護) >$,

$< (麻酔), (手術), (投薬_D, 看護) >$,

$< (検査_A), (手術), (投薬_D) >$, $< (検査_C), (手術), (投薬_D) >$

$< (検査_A), (手術), (看護) >$, $< (検査_C), (手術), (看護) >$

$< (検査_A), (手術), (投薬_D, 看護) >$,

$< (検査_C), (手術), (投薬_D, 看護) >$,

$< (検査_A), (麻酔), (投薬_D) >$, $< (検査_C), (麻酔), (投薬_D) >$

$< (検査_A), (麻酔), (看護) >$, $< (検査_C), (麻酔), (看護) >$

$< (検査_A), (麻酔), (投薬_D, 看護) >$,

$< (検査_C), (麻酔), (投薬_D, 看護) >$,

などとなる.

6. $CSP^{l=3}$ の要素中で, 最小支持度を満たす長さ 3 の頻出シーケンシャルパターンの集合 $FSP^{l=3}$ の要素は,

$<$ (検査$_A$), (麻酔), (手術) $>$, 　$<$ (検査$_C$), (麻酔), (手術) $>$,

$<$ (麻酔), (手術), (投薬$_D$) $>$, 　$<$ (麻酔), (手術), (看護) $>$,

$<$ (麻酔), (手術), (投薬$_D$, 看護) $>$,

$<$ (検査$_A$), (手術), (投薬$_D$) $>$, 　$<$ (検査$_A$), (手術), (看護) $>$,

$<$ (検査$_C$), (手術), (看護) $>$, 　$<$ (検査$_A$), (手術), (投薬$_D$, 看護) $>$,

$<$ (検査$_A$), (麻酔), (投薬$_D$) $>$, 　$<$ (検査$_A$), (麻酔), (看護) $>$,

$<$ (検査$_C$), (麻酔), (看護) $>$, 　$<$ (検査$_A$), (麻酔), (投薬$_D$, 看護) $>$

となる.

7. $CSP^{l=4}$ の要素は,

$<$ (検査$_A$), (麻酔), (手術), (投薬$_D$) $>$,

$<$ (検査$_C$), (麻酔), (手術), (投薬$_D$) $>$,

$<$ (検査$_A$), (麻酔), (手術), (看護) $>$,

$<$ (検査$_C$), (麻酔), (手術), (看護) $>$,

$<$ (検査$_A$), (麻酔), (手術), (投薬$_D$, 看護) $>$,

$<$ (検査$_C$), (麻酔), (手術), (投薬$_D$, 看護) $>$,

などとなる.

8. $CSP^{l=4}$ 要素の中で, 最小支持度を満たす長さ 4 の頻出シーケンシャル
   パターン $FSP^{l=4}$ の要素は,

$<$ (検査$_A$), (麻酔), (手術), (投薬$_D$) $>$,

$<$ (検査$_A$), (麻酔), (手術), (看護) $>$,

$<$ (検査$_C$), (麻酔), (手術), (看護) $>$,

$<$ (検査$_A$), (麻酔), (手術), (投薬$_D$, 看護) $>$

となる.

9. $FSP^{l=5}$ は存在しないので, ここでアルゴリズムは止まる.

ここで, 頻出シーケンシャルパターンは, $FSP^{l=1}$ から $FSP^{l=4}$ を合わせたも
のになる.

　表 5.2 の SDB は, 表 5.3 の SDB' の全シーケンスの最初に $<$ (入院) $>$,
最後に $<$ (退院) $>$ が加わるため, アルゴリズム中に出現する組み合わせはさ
らに増え, ステップも増える. その中で, $<$ (麻酔), (手術) $>$ 等の短い頻出シー

ケンシャルパターンは多数存在するが, 最小支持度 s_{min} を 50% とした場合に最長となる長さ 6 の頻出シーケンシャルパターン (FSP: Frequent Sequential Pattern) の集合 $FSP^{l=6}$ の要素は, 以下の 4 つになる.

$fsp_1^{l=6}$: < (入院),(検査$_A$),(麻酔),(手術),(投薬$_D$),(退院) >

$fsp_2^{l=6}$: < (入院),(検査$_A$),(麻酔),(手術),(看護),(退院) >

$fsp_3^{l=6}$: < (入院),(検査$_C$),(麻酔),(手術),(看護),(退院) >

$fsp_4^{l=6}$: < (入院),(検査$_A$),(麻酔),(手術),(投薬$_D$,看護),(退院) >

上記の例を見てもわかるように, 候補シーケンシャルパターン CSP^k を生成し, それらのすべての頻度を, SDB をスキャンしながら算出し, FSP^k を抽出していく計算コストが高い. SDB のサイズが大きくなると, その計算コストはさらに高くなる.

上記のアプリオリベース SPM の数え上げのコストを削減するため, 数多くのアルゴリズムが提案されている. Agrawal らは, タイムウインドウ等を取り入れた **GSP** アルゴリズムを提案している [118]. あるいは ID のリストを用いた **SPADE** [119], ID のリストとビットマップを組み合わせた **SPAM** [117] というアルゴリズムも提案されている. また, Jian Pei らが提案した**プレフィックススパン (PrefixSpan)** アルゴリズム [116] は, それらと比較して効率がよいとされている. 以下, 代表的なアルゴリズムであるプレフィックススパンを紹介する.

プレフィックススパンアルゴリズム

まず, アルゴリズムの説明の前に, **プレフィックス**の定義をする. シーケンス

$$\beta = < b_1, b_2, \ldots, b_j, \ldots, b_m >$$

が, シーケンス

$$\alpha = < a_1, a_2, \ldots, a_i, \ldots a_n >$$

のプレフィックスであるとは, $m \leq n$ かつ

$$b_i = a_i (1 \leq i \leq m - 1), b_m \sqsubseteq a_m$$

が成り立つ場合である．さらに，$a'_m = a_m - b_m$ として，シーケンス

$$\gamma = <a'_m, a_{m+1}, \ldots, a_n>$$

をポストフィックスと呼ぶ．このとき，SDB 中の全シーケンスを対象として，与えられたプレフィックス β に対して求めたポストフィックスの集合を**射影データベース（Projected Database）** $SDB|_\beta$ と呼ぶ．

プレフィックススパンアルゴリズムでは，この射影データベースを用いて，最小支持度を満たす頻出シーケンスを抽出する．

1. SDB をスキャンして，最小支持度 s_{min} を満たす長さ 1 の頻出シーケンシャルパターンを $FSP^{l=1}$ とする．
2. $FSP^{l=1}$ の各要素をプレフィックス β とし，β に対する SDB のポストフィックスの集合 γ からなる射影データベース $SDB|_\beta$ を生成する．
3. プレフィックス β に $SDB|_\beta$ の中の対応するポストフィックスの集合 γ 中の最小支持度 s_{min} を満たす要素を結合して β' とし，ポストフィックス集合 γ 中で結合した要素をプレフィックスとしたときのポストフィックス集合 γ' からなる $SDB|_{\beta'}$ を生成する処理を β' が空になるまで繰り返す．

これにより，すべての候補の組み合わせの生成とそれらの頻度を算出する必要がなくなり，頻出シーケンスを抽出することができる．また，項目の間の順位を決めておき，同時に出現する項目はその順位に従った順番の並びとして処理することで，組み合わせ数を減らしている．

なお，さらなる高速化のために，5.4.3 項で述べた相関ルールマイニングの並列化と同様に，シーケンシャルパターンマイニングの並列化の研究もされている．プレフィックススパンを含むシーケンシャルパターンマイニングの手法の並列化に関するアプローチのサーベイが文献 [120] で示されている．

プレフィックススパンアルゴリズムの医療指示への適用例

プレフィックススパンの医療指示の適用を考えてみる．表 5.3 で示した SDB'

中のシーケンス s_1' において,

$$\alpha = < (\text{検査}_A, \text{検査}_B), (\text{麻酔}), (\text{手術}), (\text{投薬}_D, \text{看護}) >$$

のプレフィックス

$$\beta = < (\text{検査}_A) >$$

に対するポストフィックスは,

$$\gamma = < (\_\_, \text{検査}_B), (\text{麻酔}), (\text{手術}), (\text{投薬}_D, \text{看護}) >$$

となる. ここで, $(\_\_, \text{検査}_B)$ は, α 中で最後に一致した残りを示している.

最小支持度 s_{min} を 50%として $FSP^{l=1}$ を求めると, アプリオリベースの場合と同様に,

$$FSP^{l=1} = \{< (\text{検査}_A) >, < (\text{検査}_C) >, < (\text{麻酔}) >, < (\text{手術}) >,$$
$$< (\text{投薬})_D >, < (\text{看護}) >, < (\text{投薬}_D, \text{看護}) >\}$$

となる. ここでは, 上記で示した順番で項目間の順位が付けられているとする.

この $FSP^{l=1}$ の要素をプレフィックスとして, 表5.3に示す SDB' 中のシーケンスに対する射影データベースを表5.4に示す.

$FSP^{l=1}$ の要素で, $< (\text{看護}) >$ のように γ が空となる要素はプレフィックスとしない. 表5.4 の β の各要素に対応する γ のシーケンス中で, $|SDB| \times s_{min}$ 回以上 (この例の場合には3回以上) 出現する項目とのペアとして,

$$< (\text{検査}_A), (\text{麻酔}) >, < (\text{検査}_A), (\text{手術}) >, < (\text{検査}_A), (\text{投薬}_D) >,$$
$$< (\text{検査}_A), (\text{看護}) >, < (\text{検査}_A), (\text{投薬}_D, \text{看護}) >, < (\text{検査}_C), (\text{麻酔}) >,$$
$$< (\text{検査}_C), (\text{手術}) >, < (\text{検査}_C), (\text{看護}) >, < (\text{麻酔}), (\text{手術}) >,$$
$$< (\text{麻酔}), (\text{投薬}_D) >, < (\text{麻酔}), (\text{看護}) >, < (\text{麻酔}), (\text{投薬}_D, \text{看護}) >,$$
$$< (\text{手術}), (\text{投薬}_D) >, < (\text{手術}), (\text{看護}) >, < (\text{手術}), (\text{投薬}_D, \text{看護}) >$$

という長さ2の頻出シーケンシャルパターンが得られる. これは AprioriAll の $FSP^{l=2}$ と同じ集合である. この集合の要素をプレフィックス β' とし, 元とな

表 **5.4**　射影データベース $SDB'|_\beta$ の例

プレフィックス (β)	ポストフィックス (γ)
(検査$_A$)	$< (\_\_, 検査_B), (麻酔), (手術), (投薬_D, 看護) >$
	$< (麻酔), (手術), (投薬_D, 看護) >$
	$< (\_\_, 検査_C), (投薬_E), (麻酔), (手術), (投薬_D, 看護) >$
	$< (\_\_, 検査_B, 検査_C), (麻酔), (手術), (投薬_F, 看護) >$
(検査$_C$)	$< (麻酔), (手術), (投薬_F), (看護) >$
	$< (投薬_E), (麻酔), (手術), (投薬_D, 看護) >$
	$< (麻酔), (手術), (投薬_F, 看護) >$
(麻酔)	$< (手術), (投薬_D, 看護) >$
	$< (手術), (投薬_D, 看護) >$
	$< (手術), (投薬_D) >$
	$< (手術), (投薬_F), (看護) >$
	$< (手術), (投薬_D, 看護) >$
	$< (手術), (投薬_F, 看護) >$
(手術)	$< (投薬_D, 看護) >$
	$< (投薬_D, 看護) >$
	$< (投薬_D) >$
	$< (投薬_F, 看護) >$
	$< (投薬_D, 看護) >$
	$< (投薬_F, 看護) >$

る γ 中のポストフィックス γ' を求めることで，$SDB'|_{\beta'}$ が得られる．$SDB'|_{\beta'}$ を表 5.5 に示す．

この $SDB'|_{\beta'}$ の各 β' に対し，同様に γ' のシーケンス中で，$|SDB| \times s_{min}$ 回以上出現する項目と組み合わせることで，AprioriAll の $FSP^{l=3}$ と同じ集合が得られる．同様の処理をプレフィックスが空になるまで繰り返すことで AprioriAll と同じすべての頻出シーケンシャルパターンを求めることができる．AprioriAll との違いは，SDB' のスキャンが最初の $FSP^{l=1}$ を求めるときだけで，その後は射影データベース中のみで頻度を求めているところである．射影データベースのサイズが小さくなっていくことから、スキャンのコストを抑えることができる．

表 5.5 射影データベース $SDB'|_{\beta'}$ の一部

プレフィックス (β')	ポストフィックス (γ')
$< (検査_A),(麻酔) >$	$< (手術),(投薬_D,看護) >$
	$< (手術),(投薬_D,看護) >$
	$< (手術),(投薬_D,看護) >$
	$< (手術),(投薬_F,看護) >$
$< (検査_A),(手術) >$	$< (投薬_D,看護) >$
	$< (投薬_D,看護) >$
	$< (投薬_D,看護) >$
	$< (投薬_F,看護) >$
$< (検査_C),(麻酔) >$	$< (手術),(投薬_F),(看護) >$
	$< (手術),(投薬_D,看護) >$
	$< (手術),(投薬_F,看護) >$
$< (検査_C),(手術) >$	$< (投薬_F),(看護) >$
	$< (投薬_D,看護) >$
	$< (投薬_F,看護) >$
$< (麻酔),(手術) >$	$< (投薬_D,看護) >$
	$< (投薬_D,看護) >$
	$< (投薬_D) >$
	$< (投薬_F),(看護) >$
	$< (投薬_D,看護) >$
	$< (投薬_F,看護) >$

5.5.3 時間間隔の扱い

時間間隔を設定した SPM

ここまで述べてきたシーケンスのみの解析では，発生する項目間の時間間隔の情報は扱われていない．しかし，実際には，項目間の時間間隔は重要である．特に医療指示や検体検査においては，時間間隔を考慮する必要がある．例えば，手術直後の投薬と，手術から間隔をおいた投薬は意味が異なる可能性がある．

Yen-Liang Chen らは，時間間隔を考慮したシーケンシャルパターンマイニングを提案している [79]．Chen らは，まず，2 つの項目間の時間間隔を t で表したときに，$r-1$ の定数 $T_1, T_2, \ldots, T_r$ に対して，

- $\&_0$ は $t = 0$
- $\&_1$ は $0 < t \leq T_1$
- $(1 < j < r - 1)$ なる $\&_j$ は $T_{j-1} < t \leq T_j$
- $\&_r$ は $T_{r-1} < t \leq \infty$

として，5.4.1 項で定義したアイテムの集合

$$I = \{i_1, i_2, \ldots, i_m\}$$

のほかに，タイムインターバル (Time Interval) の集合

$$TI = \{\&_0, \&_1, \ldots, \&_r\}$$

に対して，$\&_i \in TI, b_i \in I, 1 \leq i \leq s$ とした，

$$Bti = <b_1, \&_1, b_2, \&_2, \ldots, b_{s-1}, \&_{s-1}, b_s>$$

を**タイムインターバルシーケンス (Time-Interval Sequence)** と定義している．

さらに，時刻付きシーケンス

$$At = <(a_1, t_1), (a_2, t_2), \ldots, (a_n, t_n)>$$

とタイムインターバルシーケンス

$$Bti = <b_1, \&_1, b_2, \&_2, \ldots, b_{s-1}, \&_{s-1}, b_s>$$

において

$$b_1 = a_{j_1}, b_2 = a_{j_2}, \ldots, b_{i-1} = a_{j_{i-1}}, b_i = a_{j_i}, \ldots, b_s = a_{j_s}$$

かつ $2 \leq i \leq s$ なる i に対し，$t_{j_i} - t_{j_{i-1}}$ がインターバル $\&_{i-1}$ の条件を満足している場合に，Bti が At のサブシーケンス $Bti \sqsubseteq At$ になるとしている．

このような定義の下，sid と時刻付きシーケンス

$$sid, <(a_1, t_1), (a_2, t_2), \ldots, (a_n, t_n)>$$

114

からなる集合である $TSDB$ において，タイムインターバルシーケンス α_{ti} が，与えられた s_{min} に対し，

$$\frac{|\{St \mid \alpha_{ti} \sqsubseteq St, (sid, St) \in TSDB\}|}{|TSBD|} \geq s_{min}$$

を満たすときの α_{ti} を頻出タイムインターバルパターンと呼ぶ.

Chan らは，この頻出タイムインターバルパターンの概念を基に，アプリオリベースの時間間隔を考慮した **I-Appriori** アルゴリズムと **I-PrefixSpan** を提案している [79]. 基本的には，5.5.2項で述べたアプリオリベースのシーケンシャルパターンマイニングおよびプレフィックススパンのシーケンスをタイムインターバルシーケンスに置き換えたものである.

医療指示における時間間隔の取り入れ

ここで医療指示シーケンスに時間情報を取り入れた例を考えてみる. 表5.2 で示した医療指示のシーケンスデータベース SDB に時間情報を付加した時刻付きシーケンスデータベース $TSDB$ の例を表5.6に示す. なお，本来は t_j には日時が入るが，ここでは可読性を高めるために，日を整数で，時間を小数点で表し，例えば2.5は，2日の正午を表すものとする. さらに，$T = \{0, 0.5, 1, 2, 4\}$ とすると，&$_2$ は，$0.5 < t \leq 1$ に，&$_3$ は，$1 < t \leq 2$ に，&$_4$ は，$2 < t \leq 4$ に対応する.

表5.6に示す $TSDB$ に対し，例えば，タイムインターバルシーケンス $<$(検査$_A$, 検査$_B$), &$_2$, (手術), &$_3$, (投薬$_D$)$>$ は，ts_1, ts_2, ts_5 のサブシーケンスとなる. このため，最小支持度 s_{min} を 50%とすると，$3/6 \geq s_{min}$ で，頻出タイムインターバルパターンとなる. つまり，この例では，手術前の検査と手術との間は半日から1日とし，手術後の 投薬$_D$ は手術後の1日以上経過後というパターンが半数を超えることを示している. 佐々木らは，実際の電子カルテ中の医療指示に対して I-PrefixSpan を適用し，頻出医療指示列を抽出している [81].

時間間隔を抽出する SPM

Chan らのアプローチにより，シーケンシャルパターンマイニングに時間間

表 5.6　時刻付き医療指示シーケンスデータベース $TSDB$ の例

sid	時刻付きシーケンス
ts_1	(入院, 1), (検査$_A$, 検査$_B$, 2.6), (麻酔, 3.4), (手術, 3.5), (投薬$_D$, 看護, 5.4), (退院, 6.5)
ts_2	(入院, 1.2), (検査$_A$, 2.8), (麻酔, 3.3), (手術, 3.4), (投薬$_D$, 看護, 5.2), (退院, 7.3)
ts_3	(入院, 1.1), (投薬$_E$, 2.4), (麻酔, 4.5), (手術, 4.7), (投薬$_D$, 6.1), (退院, 8.2)
ts_4	(入院, 1.5), (検査$_C$, 3.2), (麻酔, 4.5), (手術, 4.6), (投薬$_F$, 6.2), (看護, 7.3), (退院, 8.3)
ts_5	(入院, 1.3), (検査$_A$, 検査$_C$, 2.5), (投薬$_E$, 2.8), (麻酔, 3.1), (手術, 3.2), (投薬$_D$, 看護, 4.4), (退院, 6.2)
ts_6	(入院, 1.4), (検査$_A$, 検査$_B$, 検査$_C$, 2.7), (麻酔, 3.5), (手術, 3.6), (投薬$_F$, 看護, 5.2), (退院, 7.5)

隔が取り入れられるようになったが，パターンを抽出するためには，適切なタイムインターバルとして，$T_1, T_2, \ldots, T_r$ をあらかじめ定めておかなければならないという課題がある．医療指示や検体検査の場合には，時間間隔に幅があることが多く，適切なタイムインターバルの設定をすることが難しいという問題がある．特に，外来患者の場合には，患者の都合が優先されることや，検査機器の予約の関係等から，その傾向がさらに大きくなる．

時間間隔のパターンを定めないアプローチとして，Huang らはアイテム間の時間間隔の最小値と最大値の制約をアイテムごとに入れる手法を提案している [121]．しかし，Huang らの手法も，あらかじめ時間間隔の制約を設定しなければならない点が，Chen らのアプローチと同様である．

浦垣らは，あらかじめ時間間隔を設定するという発想を転換して，マイニング中に得られた項目間の時間の統計情報を提供する **T-PrefixSpan** を提案し，実際の電子カルテデータベースに適用している [122, 82]．項目 a_k と a_{k+1} の間の時間間隔の統計値として，最小値 (min_k)，最大値 (max_k) のほかに，最頻値 (mod_k)，平均値 (ave_k)，中央値 (med_k) を提示することで，解析者に有用な情報を提供することを可能にしている．

以下，時間間隔を指定するのではなく，時間間隔の情報も抽出する T-PrefixSpan を説明する．T-PrefixSpan では，時刻付きシーケンス

$$At =< (a_1, t_1), (a_2, t_2), \ldots, (a_n, t_n) >$$

から時刻情報を取り除いた

$$A =< a_1, a_2, \ldots, a_n >$$

をオリジナルシーケンスと呼ぶ。オリジナルシーケンスからなる SDB に対して頻出シーケンシャルパターンを抽出しながら、$TSBD$ 中の時刻付きシーケンスの項目 a_k と a_{k+1} の間の時間間隔の最小値 (min_k)、最大値 (max_k) のほかに、最頻値 (mod_k)、平均値 (ave_k)、中央値 (med_k) を算出する。その算出結果である

$$X_k = (min_k, mod_k, ave_k, med_k, max_k), 1 \le k \le s$$

を含むパターン

$$Bt =< b_1, X_1, b_2, X_2, \ldots, b_{s-1}, X_{s-1}, b_s >$$

を提示する。

医療指示シーケンスにおける時間情報の抽出

具体的な例として、表 5.6 で示した時刻付き医療指示シーケンスデータベース $TSDB$ に T-PrefixSpan を適用する。適用の結果、$FSP^{l=6}$ に対応して、以下のような時間間隔の情報 X_k を含む頻出時間統計情報付きシーケンシャルパターン (Frequent Sequential Pattern with Time statistics) $fspt_1^{l=6}$ から $fspt_4^{l=6}$ を得ることができる。

$fspt_1^{l=6} :< (入院),\ X_{11},\ (検査_A),\ X_{12},\ (麻酔),\ X_{13}\ (手術),\ X_{14},$
$\qquad (投薬_D),\ X_{15},\ (退院) >$

$fspt_2^{l=6} :< (入院),\ X_{21},\ (検査_A),\ X_{22},\ (麻酔),\ X_{23},\ (手術),\ X_{24},$
$\qquad (看護),\ X_{25},\ (退院) >$

$fspt_3^{l=6} :< (入院),\ X_{31},\ (検査_C),\ X_{32},\ (麻酔),\ X_{33},\ (手術),\ X_{34},$
$\qquad (看護),\ X_{35},\ (退院) >$

$$fspt_4^{l=6} : < (入院),\ X_{41},\ (検査_A),\ X_{42},\ (麻酔),\ X_{43},\ (手術),\ X_{44},$$
$$(投薬_D, 看護),\ X_{45},\ (退院) >$$

I-PrefixSpan の場合には，あらかじめ設定した間隔に合致する頻出シーケンシャルパターンとして時間間隔を区別したパターンが生成されるのに対し，T-PrefixSpan では頻出シーケンシャルパターンを基にして，それに時間間隔の統計情報を提示しているところが異なる．タイムインターバルとして，$\&_2$ を $0.5 < t \le 1$, $\&_4$ を $2 < t \le 4$, と設定してある場合，I-PrefixSpan だと，

$$At_1 = < (検査, 1.0),\ (手術, 1.8) >$$

の時刻付きシーケンスと，

$$At_2 = < (検査, 1.0),\ (手術, 3.2) >$$

の時刻付きシーケンスは，

$$Bti_1 = < (検査),\ \&_2,\ (手術) >$$

のタイムインターバルシーケンスのパターンと

$$Bti_2 = < (検査),\ \&_4,\ (手術) >$$

という別のタイムインターバルシーケンスのパターンとして扱われてしまう．これに対し，T-PrefixSpan では，

$$Bti_1 = < (検査),\ X_1,\ (手術) >,\ X_1 = (min : 0.8, avg : 1.5, max : 2.2)$$

のような形で 1 つのパターンとして扱われ，その間の時間間隔の統計情報として示される (ここでは，2 つのみなので最頻値と中央値は省略する)．

もちろん，I-PrefixSpan でも，例えば $\&_3$ として，$0.5 < t \le 3$ のようなタイムインターバルが指定されていれば，1 つのパターンとして認識される．しかし，その場合でも，どのようなタイムインターバルの設定が適切であるかと

いう課題と，タイムインターバルの幅が広すぎると十分な情報が得られないという課題が残る．逆に T-PrefixSpan の場合には，それらの課題がなく，医療従事者にとって有益と思われる統計情報を提示できる．なお，実電子カルテを対象とした T-PrefixSpan の実装では，統計情報を抽出する際，極端な外れ値は取り除く処理を取り入れている [122, 82].

5.5.4 冗長パターンの削除

頻出クローズドシーケンシャルパターン

時間間隔を含む場合も，含まない場合でも，プレフィックススパンのアプローチによって，頻出シーケンシャルパターンを抽出するコストは改善される．しかし，アプリオリベースであってもプレフィックススパンベースであっても，シーケンシャルパターンマイニングにより多数の頻出シーケンシャルパターンが生成される．前出の例では，$FSP^{l=4}$ だけでなく，$FSP^{l=1}$ から $FSP^{l=3}$ も頻出シーケンシャルパターンである．

実は，そのように大量に生成される頻出シーケンシャルパターンの中には，解析という面から見た場合に冗長なものが多数存在する．それらの冗長なパターンを取り除くことで，出力された結果をより解析しやすくすることができる．さらに効率的な解析を可能とするために，ドメイン知識を取り入れた抽象化の導入や，解析対象の絞り込みを行うことで，結果として得られる頻出シーケンシャルパターンの数を削減することができる．

まず，抽出される結果中の冗長なパターンを取り除く．次の性質を満たすシーケンシャルパターン $FCSP$ を**頻出クローズドシーケンシャルパターン**と呼ぶ [123].

$$FCSP = \{\alpha \mid \alpha \in FSP, \nexists \beta \in FSP, \alpha \sqsubset \beta, Sup(\alpha) = Sup(\beta)\} \quad (5.1)$$

ここで，FSP は頻出シーケンシャルパターンを，$Sup(\alpha)$ はシーケンス α の支持度を指す．つまり，同じ支持度で，α をサブシーケンスとしてもつ β が存在しないことを示している．

医療指示での頻出クローズドシーケンシャルパターンの例

表 5.2 から抽出した頻出シーケンシャルパターンの例では，$FSP^{l=3}$ の要素の 1 つである

$$\alpha = < (検査_C), (麻酔), (手術) >$$

の支持度 $Sup(\alpha)$ は $3/6 = 50\%$ であり，$FSP^{l=4}$ の要素の 1 つである

$$\beta = < (検査_C), (麻酔), (手術), (看護) >$$

の支持度 $Sup(\beta)$ も $3/6 = 50\%$ なので，α は頻出クローズドシーケンシャルパターンではない．言い方を変えると，β が結果として示されれば，α は中に含まれるため冗長で，結果に含める必要がない．

このような冗長なパターンを取り除いたものが，頻出クローズドシーケンシャルパターンである．実際には，抽出の過程で生成される短い頻出シーケンシャルパターンの多くが，頻出クローズドシーケンシャルパターンではなく，取り除く対象となる．

頻出クローズドシーケンシャルパターンの抽出

解析結果として利用していくうえでは，冗長なパターンは取り除くことが好ましい．そのため，シーケンシャルパターンマイニングでは，頻出クローズドシーケンシャルパターンを抽出することが一般的となっている．

プレフィックススパンベースの頻出クローズドシーケンシャルパターンマイニングのアルゴリズムとして，CloSpan[123]，BIDE[124]，ClaSP[125]，Cspan[126] など，多くの手法が提案されている．これらは，抽出過程のどの時点で頻出クローズドシーケンシャルパターンの検出をするのかや，サブシーケンスをどのように拡張しながらクローズドかどうかを判定するのかなどの点が異なっている．

時刻を含む頻出クローズドシーケンシャルパターンの抽出

実際の電子カルテデータでは，5.5.3 項で述べたように，時間間隔の情報の扱いが重要となる．時間間隔の統計情報を抽出する頻出クローズドシーケンシャ

ルパターンマイニングの例としては，文献 [81]，文献 [82]，文献 [127] 等がある．文献 [81]，文献 [82] では，ClosPan と同様に，射影データベースのプレフィックスを生成したあとで冗長なパターンを取り除くアプローチであるのに対し，文献 [127] で提案している **T-Cspan** では，CSpan と同様に，プレフィックスを生成する時点で，冗長なパターンを取り除いているところが異なる．

すなわち，5.5.3 項の時刻付きシーケンスから時刻情報を取り除いたオリジナルシーケンスに対する射影データベース，例えば表 5.4 において，

$$< (検査_A), (投薬_D, 看護) >, < (検査_A), (投薬_D) >, < (検査_A), (看護) >$$

といったプレフィックスを抽出したあとで，

$$< (検査_A), (投薬_D, 看護) >$$

を残すのか，あるいは，最初から

$$< (検査_A), (投薬_D, 看護) >$$

だけをプレフィックスとして生成するのかの違いである．T-Cspan は，プレフィックスを生成する時点で冗長パターンを取り除いた頻出クローズドシーケンシャルパターンに対し，元の時刻付きシーケンスの情報を用いて，時間間隔の最小値，最大値，最頻値，平均値，中央値を算出して提示する．

5.5.5 医療分野を考慮した抽出

抽象化による絞り込み

クローズドシーケンシャルパターンマイニングによって冗長なパターンを取り除いても，多数の頻出パターンが生成され，全体が見えないことがある．そのような場合に，ドメイン知識を用いて抽出パターンを絞り込む方法が考えられる．筆者の研究グループの経験では，オフィスワークフローの解析において，全く同じパターンは多くは発生しないが，ドメインに応じて仕事の内容を抽象化することでパターンが抽出できた [128]．

電子カルテの医療指示の場合には，4.4.2 項で述べたように，投薬の指示，検査の指示，手術の指示，麻酔の指示，指導の指示，入退院の指示等があり，そ

れらは下位の概念をグループ化したものである．このグループ化には様々なレベルがあるが，これも一種の抽象化とみなすことができる．

投薬における抽象化の例

　例えば，投薬の場合，具体的な薬剤名やその量といった情報を，その薬剤の薬効という上位の概念でまとめることができる．投薬量と薬剤名を組み合わせたものを項目とすると，項目ごとの出現頻度が下がり，最小支持度を満たせずに頻出パターンに含まれなくなってしまう場合がある．そのような場合に，薬効のような抽象化の上位の概念を項目とすることで出現頻度が上がり，頻出パターンに含まれることが想定できる．ここでは，概念の上位か下位かを，抽象化レベルと呼ぶことにする．

　抽象化のレベルを切りかえられるように，シーケンシャルパターンマイニングにおける項目を構造化する方法がある．薬効にはコードが定められているため，その情報を付加する．浦垣らは，1 つの医療指示の項目を (指示のタイプ，説明，薬効コード，薬剤名) という 4 つ組で構成することを提案している [82]．

　例えば，セフゾンカプセル 50 mg を処方した場合には，(投薬，内服薬剤，613，セフゾンカプセル 50 mg) となる．ここで，613 は薬効コードである．セファゾリン Na 点滴静注用 1 g でも同じ 613 の薬効コードを用いており，薬効コードの抽象化レベルでは，これらは同一として扱う．あるいは，さらに上位概念の投薬という抽象化レベルでは，他の薬効コードであっても同一に扱う．一方，内服，静脈注射の抽象化レベル，あるいは薬剤名の抽象化レベルでは別扱いをする．

　なお，投薬以外の医療指示も，手術の指示における手術の種類，看護タスクの指示におけるタスクの種類等があるが，薬剤コードや薬剤名に対応するものがない場合には null を入れる．例えば，看護タスクのシーツ交換の場合には，(看護タスク，シーツ交換，null，null) となる．

　電子カルテの医療指示列に対し，どの抽象化レベルでシーケンシャルパターンマイニングを適用するかは，結果として得たい情報量による．細かくなりすぎると，出力されるパターンが多くなりすぎて，全体を把握するのが困難になる．また，前述したように発生頻度が低くなって最小支持度を下回り，抽出さ

れないこともありうる．まず，投薬の抽象化レベルで全体の流れを把握し，次に薬効コードによる違いに注目して，さらに細かく個々の薬剤を見るといったアプローチを想定することも可能である．

解析対象のフィルタリング

　このほか，同意書確認，持参薬確認，シャワー介助，全身清拭などの看護タスクに着目すると，看護師の作業内容の解析による医療支援という意味では，看護タスクの医療指示のシーケンスの抽出が重要である．一方，療法におけるシーケンス解析では，看護タスクの重要度が下がることも考えられる．つまり，医療支援のためのわかりやすいパターンを抽出するために，解析対象項目を選別することも想定される．

　シーケンシャルパターンマイニングを適用する前に，解析対象の項目に対するフィルタリングを行い，フィルタリングを通った項目に対して解析を行う方法が可能である．看護に着目する場合には，看護タスクに関連する項目のみを残すようにフィルタリングを行い，療法に着目する場合には，看護タスクを除くようにフィルタリングを行うことで，必要な情報に焦点を当てた解析ができる．もちろん，療法と看護タスクの双方に関係する解析を行う場合には，双方を残すようにフィルタリングを行う．そのようなフィルタリングを行う場合には，ドメイン知識が必要となる．

5.6　医療シーケンスの違いの解析

5.6.1　シーケンシャルパターンバリアントの抽出
類似頻出シーケンシャルパターン中の差異

　シーケンスデータベースにシーケンシャルパターンマイニングを適用すると，一部だけが異なった類似の頻出シーケンシャルパターンが抽出されることがある．

　例えば，表5.2の SDB の医療指示シーケンスデータベースから抽出された最長の頻出シーケンシャルパターンは，以下の4つになることは述べた．

$$fsp_1^{l=6} : < (\text{入院}), (\text{検査}_A), (\text{麻酔}), (\text{手術}), (\text{投薬}_D), (\text{退院}) >$$

$$fsp_2^{l=6} : < (\text{入院}), (\text{検査}_A), (\text{麻酔}), (\text{手術}), (\text{看護}), (\text{退院}) >$$

$$fsp_3^{l=6} : < (\text{入院}), (\text{検査}_C), (\text{麻酔}), (\text{手術}), (\text{看護}), (\text{退院}) >$$

$$fsp_4^{l=6} : < (\text{入院}), (\text{検査}_A), (\text{麻酔}), (\text{手術}), (\text{投薬}_D, \text{看護}), (\text{退院}) >$$

$fsp_1^{l=6}$ と $fsp_2^{l=6}$ では (投薬$_D$) と (看護) の部分だけが異なっている．あるいは，$fsp_2^{l=6}$ と $fsp_3^{l=6}$ では (検査$_A$) と (検査$_C$) の部分が，$fsp_1^{l=6}$ と $fsp_4^{l=6}$ では (検査$_D$) と (検査$_D$, 看護) の部分が，異なっていることがわかる．

表 5.6 で示した時刻付き医療指示シーケンスデータベース $TSDB$ に対する頻出タイムインターバルパターンの抽出でも同様に，以下のように一部だけが異なる頻出時間統計情報付きシーケンシャルパターンが得られる．

$$fspt_1^{l=6} : < (\text{入院}), X_{11}, (\text{検査}_A), X_{12}, (\text{麻酔}), X_{13} (\text{手術}), X_{14},$$
$$(\text{投薬}_D), X_{15}, (\text{退院}) >$$

$$fspt_2^{l=6} : < (\text{入院}), X_{21}, (\text{検査}_A), X_{22}, (\text{麻酔}), X_{23}, (\text{手術}), X_{24},$$
$$(\text{看護}), X_{25}, (\text{退院}) >$$

$$fspt_3^{l=6} : < (\text{入院}), X_{31}, (\text{検査}_C), X_{32}, (\text{麻酔}), X_{33}, (\text{手術}), X_{34},$$
$$(\text{看護}), X_{35}, (\text{退院}) >$$

$$fspt_4^{l=6} : < (\text{入院}), X_{41}, (\text{検査}_A), X_{42}, (\text{麻酔}), X_{43}, (\text{手術}), X_{44},$$
$$(\text{投薬}_D, \text{看護}), X_{45}, (\text{退院}) >$$

なお，時間統計情報付き頻出シーケンシャルパターンの場合には，X_k の時間統計情報の違いも考慮する必要がある．

シーケンシャルパターンバリアントとシーケンスの分岐

このようなパターンにおいて，食い違っている部分を，**シーケンスの分岐**が発生しているところとみなすことができる．そのような分岐をもつ複数のシーケンシャルパターンを**シーケンシャルパターンバリアント**(**SPV: Sequential Pattern Variants**) と呼ぶ．

医療指示シーケンスの例では, 抽出された頻出シーケンシャルパターン $\{fsp_1^{l=6}, fsp_2^{l=6}, fsp_3^{l=6}, fsp_4^{l=6}\}$, あるいは時間統計情報付き頻出シーケンシャルパターン $\{fspt_1^{l=6}, fspt_2^{l=6}, fspt_3^{l=6}, fspt_4^{l=6}\}$ がシーケンシャルパターンバリアントとなり, 例えば $\{fsp_1^{l=6}, fsp_2^{l=6}\}$ における (投薬$_D$) と (看護) の部分がシーケンスの分岐となる.

このようなシーケンス分岐の発生には様々な要因が考えられる. シーケンスの分岐要因の推定方法については後程述べるが, 医療指示シーケンスにおけるバリアントは, 臨床面から見ると, 診療時のオプションとなっていると考えられ, オプションの選択時に有用な情報を提供することが重要となる.

併合医療指示シーケンスの抽出

類似したシーケンスを抽出するためには, 最長共通部分列 (LCS: Longest Common Subsequence) を抽出するアルゴリズム等と同様に, シーケンスの先頭項目から比較を行っていく方法が考えられる. しかし, 医療指示シーケンスの場合には, 往々にして順番が重要な部分と重要でない部分がある.

表 5.6 から抽出した時間統計情報付き頻出シーケンシャルパターンの1つ

$$fspt_4^{l=6} : < (入院), X_{41}, (検査_A), X_{42}, (麻酔), X_{43}, (手術), X_{44},$$
$$(投薬_D, 看護), X_{45}, (退院) >$$

の中に, (投薬$_D$, 看護) が含まれている. これは表 5.6 の中で (投薬$_D$, 看護) が頻出していることを示している. しかし, 実際の医療指示において, 正確に同時に出ているとは限らない.

実際には,

$$< \ldots, (手術, t_{i-1}), (投薬_D, t_i), (看護, t_{i+1}), (退院, t_{i+2}) >$$

というパターンと

$$< \ldots, (手術, t_{j-1}), (看護, t_j), (投薬_D, t_{j+1}), (退院, t_{j+2}) >$$

というパターンがありうる. この t_i と t_{i+1}, あるいは t_j と t_{j+1} の間隔が十

分短く，t_i と t_j の差が小さい場合には，(投薬$_D$) と (看護) の間の順番を無視して，

$$< \ldots, (手術, t_{k-1}), (投薬_D, 看護, t_k), (退院, t_{k+1}) >$$

のように，(投薬$_A$) と (看護) をグループとして扱うことが適切な場合もある．

　つまり，医学的に見て，(投薬$_A$) と (看護) が (手術) より後に行われ，(退院) の前に行われていることは重要であるが，(投薬$_A$) と (看護) のどちらを先にやるかは重要ではないという場合である．

　一方で，(投薬$_A$) のみで (看護) がない場合，あるいは逆に (看護) のみで (投薬$_A$) がない場合もある．グループとしての出現頻度が，定めた閾値 ϕ より高い場合には，まとめる．このような類似シーケンスをグループ化してまとめたものを**併合シーケンス (Merged Sequence)** と呼ぶ．シーケンシャルパターンマイニングを適用する前に，同時に実行されていた場合にも，同様にグループ化されるが，併合シーケンスの場合には，個々のシーケンスとしてではなく，適用後に全体として閾値で判断する．

5.6.2　併合医療指示シーケンスの可視化

グラフィカル表現の必要性

　シーケンシャルパターンマイニングによって得られたパターンやシーケンシャルパターンバリアント等の情報を，実際の医療現場で役立たせるためには，医療従事者にわかりやすく提示することが重要である．特にシーケンシャルパターンバリアントにおけるシーケンスの分岐を含む場合には，上述したように文字列だけで示すよりも，グラフィカルな表現にすることにより，視覚的にわかりやすくなる．

　実際に，表5.6 で示した時刻付き医療指示シーケンスデータベース $TSDB$ に対する頻出タイムインターバルパターンである

$$fspt_1^{l=6} : < (入院), X_{11}, (検査_A), X_{12}, (麻酔), X_{13} (手術), X_{14},$$
$$(投薬_D), X_{15}, (退院) >$$
$$fspt_2^{l=6} : < (入院), X_{21}, (検査_A), X_{22}, (麻酔), X_{23}, (手術), X_{24},$$

$$(看護),\ X_{25},\ (退院) >$$

$$fspt_3^{l=6} : < (入院),\ X_{31},\ (検査_C),\ X_{32},\ (麻酔),\ X_{33},\ (手術),\ X_{34},$$

$$(看護),\ X_{35},\ (退院) >$$

$$fspt_4^{l=6} : < (入院),\ X_{41},\ (検査_A),\ X_{42},\ (麻酔),\ X_{43},\ (手術),\ X_{44},$$

$$(投薬_D, 看護),\ X_{45},\ (退院) >$$

では，$(検査_A)$，$(検査_C)$ のところが分岐となっているほか，$(投薬_D)$ と $(看護)$ がグループ化されたものと，$(投薬_D)$，$(看護)$ が単独なものとの分岐となっている．これを，$fspt_1^{l=6}$，$fspt_2^{l=6}$，$fspt_3^{l=6}$，$fspt_4^{l=6}$ といった文字の情報のみで示されただけでは，それらの分岐の状況は把握しづらい．

分岐の図

このような情報は，図5.4 に示すような分岐の図を示すことで，医療従事者にも分岐の内容を容易に伝えることができる．図からは，入院後の検査と手術後の投薬と看護に分岐があることが一目で把握できる．

ただし，図のような分岐の情報だけでは，

$$< (入院),\ X_{51}, (検査_C),\ X_{52}, (麻酔),\ X_{53} (手術),\ X_{54}, (投薬_D),\ X_{55},\ (退院) >$$

というパターンが実際には頻出シーケンシャルパターンとして抽出されていないことを示すことができていない．分岐の情報だけでなく，そのような流れの

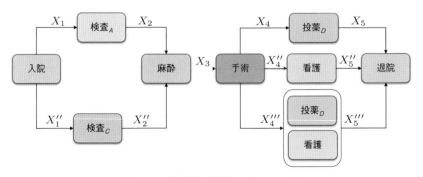

図 5.4 併合医療指示シーケンスの例

情報や，分岐でのシーケンシャルパターン数の比，医療指示の発生比率をグラフィカルに表せることが望ましい．さらに詳しく知りたい部分をクリックやマウスオーバーすることで，詳細な情報も見ることができるようなインタラクティブなユーザーインタフェースとするなどの工夫があるとよい．そのようなインタフェースの例として，筆者の研究室で試作した可視化のプロトタイプを，7.2.3 項で紹介する．

5.6.3　頻出パターンにおけるシーケンス情報の抽出

シーケンシャルパターンバリアントの評価と分岐要因分析のために

　シーケンシャルパターンバリアントを可視化して提示するだけでなく，どちらのシーケンスバリアントが安全性や効率性の面で優れているかというシーケンシャルパターンバリアントの評価や，シーケンスの分岐の発生要因分析を行うことも重要である．この評価や要因分析は，医療現場での診療オプション選択の際の基準を示すことによる支援となる．

　そのようなシーケンシャルパターンバリアントの評価やシーケンスの分岐要因の推定は，単に頻出パターンを解析しただけでは不可能である．そのため，頻出パターン抽出の基となる各シーケンスの情報を効率よく取り出して使用することが重要となる．以下では，そのようなシーケンス情報の抽出方法と，抽出したシーケンス情報を用いたシーケンシャルパターンバリアントの評価方法，および分岐要因推定の方法について述べる．

頻出パターンとシーケンス情報

　シーケンシャルパターンマイニングの結果として得られた頻出パターンには，そのパターンの基となった各シーケンスの情報は残っていない．しかし，シーケンシャルパターンバリアントの評価や，シーケンスの分岐要因を推定するためには，頻出パターンの基となったシーケンスの情報が必要となる．

　具体的には，シーケンシャルパターンバリアントの安全性を評価するためには，個々の患者の併発症の発生状況や重篤度を見る必要があり，効率性に関しては，個々の患者の入院日数や費用を見る必要がある．同様に，分岐要因につ

いても,個々の患者の年齢,性別,既往症,体温,血圧,検査結果等の情報を
基に推定する必要がある.

シーケンス情報抽出の方法

これらの情報を得るためには,頻出パターンと合致するシーケンスを再度探
し出す方法が考えられるが,その場合には全シーケンスデータをスキャンし
なおす必要が出てくる.シーケンスデータベース中のシーケンス数を N,頻
出パターン数を M,シーケンスの平均長を L とすると,計算コストとしては
$N \times M \times L$ の医療指示の比較が必要となる.

筆者の研究グループでは,シーケンスを再度探し出す代わりに,シーケン
シャルパターンマイニング中にシーケンスの情報を残す方法を提案してい
る [88, 87].シーケンスの ID 情報を残すスペースコストは必要になるが,全体
で必要とするスペースから見ると少ない量ですむ.

例えば,表 5.2 で示した医療指示シーケンスデータベース SDB に対して,
$s_{min} = 50\%$ でシーケンシャルパターンマイニングを適用して,

$$fsp_4^{l=6} = < (入院),(検査_A),(麻酔),(手術),(投薬_D,看護),(退院) >$$

という頻出シーケンシャルパターンが抽出される際に,抽出と同時にその頻出
パターン p の基となるシーケンスの sid の集合 $sidset_p = \{sid_1, sid_2, sid_5\}$
を一緒に抽出するようにする.

シーケンス情報の残し方と使い方

$sidset_p$ を抽出するためには,アプリオリベースのシーケンシャルパターン
マイニングや,プレフィックススパンアルゴリズムを少し変更するだけでよい.
より具体的には,アプリオリベースの場合には,最小支持度を満たすシーケン
スのスキャンのたびに sid の情報を一緒に残すようにする.プレフィックスス
パンの場合には,最小支持度を満たす長さ 1 の頻出項目である $F^{l=1}$ を抽出す
る際に,それぞれの項目が含まれる sid の情報を一緒に記憶しておき,射影
データベースとの組み合わせを作成しプレフィックスを求める際に,残すべき
sid のリストを求めるようにする.これは,時刻付き医療指示シーケンスデー

タベース $TSDB$ に対する T-PrefixSpan でも同様である.

このように頻出シーケンシャルパターンに対応する sid の集合である $sidset_p$ を残すことで, その要素であるシーケンスに対応する個々の患者の入院日数や, 年齢, 性別といった情報, シーケンス中の体温, 血圧の変動, あるいは対応する検査の結果を導き出すことができ, バリアントの評価や分岐要因の推定が可能となる.

5.6.4 診療オプションの評価

頻出パターンに対する指標

シーケンシャルパターンバリアントの対象となる頻出パターン p に対応する $sidset_p$ を用いて, シーケンシャルパターンバリアントを医療オプションとして選択する際に必要な情報を抽出する. シーケンシャルパターンバリアント間の効率性や安全性を比較するために, 指標を設定してシーケンシャルパターンバリアントごとに指標を算出する.

頻出パターン p に対する**指標 (Indicator)**I_p の算出においては, p に対応する $sidset_p$ 中の sid が示すシーケンスに対応する値 V_{sid} に関して, 対象の頻出パターン p のパターン数 N_p で平均を取る. つまり, 以下の式で算出できる.

$$I_p = \frac{\displaystyle\sum_{sid \in sidset_p} V_{sid}}{N_p} \tag{5.2}$$

指標として, 効率性については平均費用や平均在院日数を, 安全性については併発症の発生回数や重篤な患者に対して行う処置を受けた回数を用いることができる. 以下, それらの例を示すが, ほかの指標も同様に求めることができる.

効率性指標：平均費用

頻出パターン p に対する効率性の１つの指標として考えることが可能な**平均コスト (Mean Cost)**MC_p は, $sid \in sidset_p$ が示すシーケンスに対応する患

者の費用を $cost_{sid}$ とすると，以下の式で算出できる．

$$MC_p = \frac{\displaystyle\sum_{sid \in sidset_p} cost_{sid}}{N_p} \tag{5.3}$$

効率性指標：平均在院日数

頻出パターン p に対する別の効率性の指標である**平均在院日数 (Mean Staying days)** MS_p は，$sid \in sidset_p$ が示すシーケンスに対応する患者の退院日を $discharge_{sid}$，入院日を $enter_{sid}$ とすると，以下の式で算出できる．

$$MS_p = \frac{\displaystyle\sum_{sid \in sidset_p} (discharge_{sid} - enter_{sid} + 1)}{N_p} \tag{5.4}$$

安全性指標：併発症発生リスク

頻出パターン p に対する安全性の指標として考えることができる**併発症発生リスク (Complication Risk)** CR_p は，$sid \in sidset_p$ が示すシーケンスに対応する患者の中で併発症を発生した場合には $comp_{sid} = 1$，発生していない場合には $comp_{sid} = 0$ とすると，以下の式で算出できる．

$$CR_p = \frac{\displaystyle\sum_{sid \in sidset_p} comp_{sid}}{N_p} \tag{5.5}$$

安全性指標：重篤度リスク

頻出パターン p に対する安全性の別の指標として考えることができる**重篤度リスク (Seriousness Risk)** SR_p は，$sid \in sidset_p$ が示すシーケンスに対応する患者の中で重篤度の高い患者に対する治療を受けた場合には $seri_{sid} = 1$，受けていない場合には $seri_{sid} = 0$ とすると，以下の式で算出できる．

$$SR_p = \frac{\displaystyle\sum_{sid \in sidset_p} seri_{sid}}{N_p} \tag{5.6}$$

　ここで，重篤度の高い患者に対する治療の目安として，集中治療室 (ICU) に入るかどうかといった情報を使うことが想定できる．なお，COVID-19 を例とした場合，集中治療室に入るだけでなく，ECMO (ExtraCorporeal Membrane Oxygenation) の治療を行うといったように，重篤度に差がある場合には，$seri_{sid}$ の値を 1，0 でなく，重篤度を示す数値を使うことも考えられる．

5.6.5　医療指示シーケンスの分岐要因推定

　似た頻出パターンにおいて食い違いが発生し，図 5.4 で示したようなシーケンスの分岐が発生した場合，分岐の要因を推定できれば，次にすべき医療指示を推薦する際に，分岐のどちらの医療指示を推薦するかの選択に役立てられる．ここでは，そのような医療指示シーケンスの分岐の要因を推定する方法を考える．

多変量解析

　分岐を決める様々な要因は，基本的には独立しているものと想定できる．そのような複数の独立変数の中で，分岐する頻出パターン間で有意差がある説明変数を見つけ出す必要がある．そのような解析を**多変量解析**と呼ぶ．多変量解析の手法には，単回帰分析，重回帰分析，ロジスティック回帰分析，主成分分析，因子分析，コンジョイント分析等，複数の方法がある [129]．

　医療指示の頻出パターンにおける分岐要因を推定するための説明変数は，個々の患者に依存する．そのような情報は，頻出パターンには含まれないため，頻出パターンの基となる医療指示シーケンスに対応する患者の情報が必要となる．そのため，5.6.3 項で述べた sid 情報を残したシーケンシャルパターンマイニングを行い，頻出パターン p に対する $sidset_p$ を用いる．

静的要因と動的要因

　実際の治療の選択を想定すると，年齢，性別，既往症，体温，血圧，検体検査結果などの様々な要因が考えられる．それらの要因のうち，年齢，性別，既往症といった項目は，シーケンスの中で変化しないが，体温，血圧，検体検査

結果等はシーケンス中で変化する．ここでは，前者を**静的要因**，後者を**動的要因**と呼ぶことにする．

一般の多変量解析では，途中で値が変化することを想定していない．つまり，動的要因を用いた多変量解析を行うためには工夫が必要となる．まず，各患者の情報が表 5.7 のように，時間のピリオド (P_i) ごとに記録されているとする．この表の例では，性別と年齢が静的要因で，体温と血圧が動的要因である．

表 5.7 静的・動的要因テーブル

要因	分類	P_1	P_2	P_3	P_4	P_5
性別	静的	男性	男性	男性	男性	男性
年齢	静的	25	25	25	25	25
体温	動的	36.5	36.5	39.0	38.3	37.5
血圧	動的	81-125	85-121	91-131	85-125	83-122

この表 5.7 に対し，シーケンシャルパターンマイニングによって得られたシーケンスの分岐がどの時点と対応するかを推定する必要がある．このため，シーケンシャルパターンバリアント側で基準となる医療指示を決め，その基準となる医療指示から分岐している医療指示との相対位置を測定し，その相対位置から，分岐時あるいはその前の時点の動的，および静的要因となる情報を得る．それらの情報を説明変数，要因を求めたいシーケンシャルパターンバリアントを目的変数として，多変量解析を行い，分岐の理由となる要因を特定する．

実際の電子カルテデータに対して，シーケンシャルパターンマイニングを行い，シーケンシャルパターンバリアントを求め，その分岐要因の解析を行った結果に関しては，第 7 章で報告する．

5.7 検体検査結果の解析

検体検査項目の特徴

電子カルテに残される重要な情報として，実施した検体検査の項目と，その検体検査の結果がある．検体検査の結果によって，次に行う検体検査の項目や医療指示が定まることが想定される．そのため，検査項目や検査結果に関するシーケンスの解析は重要である．

　しかし，実際の血液検査や尿検査等の検体検査では，検査項目が非常に多い．宮崎大学医学部附属病院の電子カルテに残る検査項目は，1,450 種類を超えている．また，検体検査項目の間には，採血や採尿の回数等を減らすために，同時に検査される項目の組み合わせがある．このため，ここまで述べてきたような 1 つの項目に注目した頻出シーケンスを抽出するシーケンシャルパターンマイニングの手法をそのまま適用することができない．

検体検査結果値の扱い

　さらに，検体検査の場合，検査結果によって，次に行うべき検体検査や医療指示が変わるので，検査項目だけでなく検査結果がシーケンスに与える影響を見ることが重要となる．その場合，1 つの検査項目の結果値の推移に関して注目することも求められるが，1 つの検査項目の結果値だけでなく，ほかの検査項目の結果値も見る必要がある．

　1.3 節の表 1.1 で示したように，結果の値そのものには，誤差や許容される変動値もあるため，一般に医療関係者や患者が扱うのは，基準値と比較して，あらかじめ定められた範囲を超えて高い値，あるいは低い値になっているかという情報になる．健康診断や人間ドックの報告で示される H や L がそれに当たる．場合によっては，いくつかのレベルを想定して，少しだけ高いとか，非常に高いことを示す H1，H2，H3，L1，L2，L3 という指標を使う．これらの検査値の変動の扱い方も重要となる．

5.7.1　検体検査項目の分類

検体検査のクラスタリング

　1.3 節で述べたように，検体検査には非常に多数の検査項目があるが，それらの多くは組み合わせて用いられる．これは，一度の採血，採尿で関連する項目を調べるためという理由もあるが，疾病の状況を判断するためには複数の検査項目が必要になることが主たる理由となる．例えば，特定の手術や治療の前に行われる検査項目の集合と，手術や治療の効果を確認するための検査項目の集合は異なることが多い．

そのため，個々の項目ごとの推移を見るよりも，そのような組み合わせの集合の間の推移を見ることのほうが重要となる．もちろん，集合の要素数が 1 の場合もあり，その場合には特定の 1 つの項目からの推移も含むことになる．

蓄積された電子カルテデータには，実際に多様な状況で行われた検査項目の集合が記録される．しかし，そのような集合は，いつも同じ検査項目の要素からなるわけではない．そこで，まずは典型的な検査項目の集合を特定することから始める必要がある．多数の検査項目の中で，頻出する検査項目の集合を見つけるための手法として，**クラスタリング (Clustering)** がある．

クラスタリング手法の種別

クラスタリングとは，データの集合を，共通する特徴をもつクラスタ（部分集合）に分割する手法のことで，大きく分けると階層的手法と非階層的手法に分けることができる [130]．階層的手法には，**ウォード法**，**群平均法**，**最短距離法**，**重心法** など多数の手法がある．非階層的手法には，k 個のクラスタに分類する **k-means 法**や，クラスタ数を指定しない密度ベースの **DBSCAN (Density Based Spatial Clustering of Applications with Noise)** [131] 等がある．

階層的クラスタリングは，その名前が示すように，まず大きく分類して，その中をさらに分類することを繰り返す．一方，非階層的クラスタリングは，様々な手法で項目間の距離を算出し，距離の異なる項目をクラスタとしてまとめる．例えば，DBSCAN では，点 p から距離 eps 以内に少なくとも $minPts$ 個の点があった場合に p をコア点として，コア点からの到達可能点と外れ値の分類を行う．

クラスタの分類としては，階層的，非階層的とは別に，対象がちょうど 1 つだけのクラスタの要素となるハードクラスタリング（クリスプクラスタリング）と，1 つの対象が複数のクラスタの要素になるソフトクラスタリング（ファジィクラスタリング）という分類もある [130]．上述のクラスタリング手法はハードクラスタリングに属する．ソフトクラスタリングには，**Additive Clustering** [132] 等がある．

検査項目を解析するためのクラスタリングには，同一の検査項目が検査の目的によって複数のクラスタに含まれるので，ソフトクラスタリングのほうが適

する可能性がある．一方，同じ検査項目が多くなると，クラスタとしての特徴
が出づらくなることから，検査項目を推薦する際に悪影響を与える可能性もあ
るため，実際に適用して比較してみることが重要である．

5.7.2　検査タイプと検査結果の扱い

検査タイプと特性ベクトル

　同時に実施される検査項目に対し，クラスタリングを適用して得られる検
査項目の集合は，検査のタイプを示しているとみなすことができる．以降，ク
ラスタリングによって得られた検査項目の集合を，**検査タイプ (Inspection
Type)** と呼ぶ．前述したように，入院直後に行う検査タイプや，手術の後に
行う検査タイプなどが想定できる．

　検査タイプを,

$$ITSet_1 = \{\text{AST}, \text{ALT}, \gamma\text{-GTP}, \text{LDH アルブミン}\}$$

や,

$$ITSet_2 = \{\text{アルブミン}, \text{クレアチニン}, \text{尿酸}, \text{eGFR}, \text{尿潜血}\}$$

のように検査項目名の集合として表すことも可能ではあるが，特性ベクトルと
してベクトル化することで解析の処理が容易になる．例えば，**検査項目ベク
トル (Inspection Item Vector)** の IIv の k 番目の要素を $arg(IIv, k)$ と
して,

$$arg(IIv, 1) = \text{AST}$$
$$arg(IIv, 2) = \text{ALT}$$
$$arg(IIv, 3) = \gamma\text{-GTP}$$
$$arg(IIv, 4) = \text{LDH}$$
$$arg(IIv, 5) = \text{アルブミン}$$
$$arg(IIv, 6) = \text{クレアチニン}$$
$$arg(IIv, 7) = \text{尿酸}$$

$$arg(IIv, 8) = \text{eGFR}$$

$$arg(IIv, 9) = 尿潜血$$

とすると，

$$IIv_1 = [1, 1, 1, 1, 1, 0, 0, 0, 0]$$

$$IIv_2 = [0, 0, 0, 0, 1, 1, 1, 1, 1]$$

のような検査項目の特性ベクトルとして表現できる．この場合，ベクトル長は全検査項目数となる．

検査結果値の推移

　検体検査のデータ利用においては，同時に検査される検査タイプにクラスタリングするだけでなく，検査の結果を扱うことも重要である．特に，同時に検査される検査の組み合わせの中で，特徴的なパターンが疾病の状態を示すことが多いため，組み合わせの中の結果のパターンに注目する必要がある．

　これらの検査結果を検査タイプにおける**検査結果ベクトル (Inspection Result Vector)** の IRv として扱うことにより，ベクトルの特徴量から疾病に関する情報や，6.4.4 項で述べる検査項目に基づく次に行うべき医療指示や検査項目の推薦に用いることができる．

　1.3 節でも述べたように，検査の結果には様々な値をもつものや，有無を示すもの，有無の程度を示すもの等がある．検査の結果を数値で表す場合も，数値そのものより，正常値 (基準値) の高低差を示すシンボルである H1, L2 等で示される．このレベルも，「L3, L2, L1, 正常, H1, H2, H3, +,」を「-3, -2, -1, 0, 1, 2, 3, 4」のように数値で表すとすると，表 1.1 で示した例のように，IIv_1 の γ-GTP が H1 の場合には，

$$IRv_1 = [0, 0, 1, 0, 0, 0, 0, 0, 0]$$

IIv_2 の クレアチニン が H1，eGFR が L2 の場合には，

$$IRv_2 = [0, 0, 0, 0, 0, 0, 1, 0, -2, 0]$$

といった検査結果の特性ベクトルとなる．検査項目の特性ベクトルと検査結果
の特性ベクトルを組み合わせることで，特性ベクトル間の推移状況を把握で
きる．

5.8　医療関係者のための多次元統計情報解析

5.8.1　多次元データキューブによる解析

意思決定支援のためのツール

　ここまで述べてきたテキストマイニング，相関ルールマイニング，シーケン
シャルパターンマイニングといったマイニングの発見的な手法のほかにも，医
療・健康・介護情報を解析するためのアプローチがある．例えば，3.6.2 項で紹
介した MOLAP の多次元データキューブにより，医療情報を解析することも
可能である．それは，あらかじめ設定した対象項目の統計情報の提示すること
による解析となる．

　多次元データキューブは，もともとビジネスインテリジェンスツール (BI
Tools: Business Intelligence Tools) における企業の意思決定のための手
段として使われている．このため，病院経営における意思決定支援等でも利用
されることが想定でき，電子カルテ等の医療・健康・介護情報の解析に適用し
て医療関係者を支援することも可能である．ただし，解析で扱う情報の種類を
考えると，電子カルテの解析というよりも，レセプトの解析として見るほうが
適しているとも考えられる．

疾病情報に関するデータキューブの例

　図 5.5 は，患者の年齢と病名，発症時期の情報を示す 3 次元のデータキュー
ブの例を示している．この例では，各マス目は対象の医療機関における期間，
病名分類，年齢層ごとの患者数や，平均医療費，最長在院日数などの統計情報
を示すことが考えられるが，以下では患者数として説明する．また，NDB の
ような，複数医療機関が所在する地域等の情報を扱う場合には，次元として地
域ごとの統計を見ることも可能である．

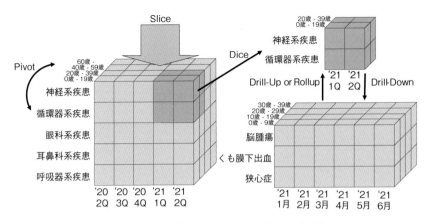

図 5.5 疾病情報に関するデータキューブの例

疾患情報のスタースキーマ

図5.5で示すような3次元のデータキューブの元データとしては，例えば，表
5.8のような患者情報テーブルと，表5.9のような病名分類テーブル，表5.10
のような四半期期間テーブル，表5.11のような年齢層分類テーブルを想定する
ことができる．この場合，患者情報テーブルだけが履歴の蓄積とともに大きく
なり，それ以外のテーブルはそれほど大きくならない．

実際には，病名分類テーブルは，1.7節で紹介した **DPC コード**の診断群
分類 [133] に従うと想定するのが順当である．その場合には，エントリー数

表 5.8 患者情報テーブル

患者 ID	年齢	病名	発症時期
P2345	35	脳腫瘍	20210120
P6789	62	くも膜下出血	20210307
P0123	47	狭心症	20210512

表 5.9 病名分類テーブル

疾患分類	病名
神経系疾患	脳腫瘍
神経系疾患	くも膜下出血
循環器系疾患	狭心症

表 5.10　四半期期間テーブル

四半期期間	開始	終了
2021-2Q	20210401	20210630
2021-1Q	20210101	20210331
2020-4Q	20201001	20201231

表 5.11　年齢層分類テーブル

年齢層	最小	最大
0-19	0	19
20-39	20	39
40-59	40	59
60-	60	999

(Cardinality) は，550 程度となる．四半期期間のテーブルエントリー数は対象とする年数の 4 倍，年齢層分類テーブルのエントリー数は何歳ごとに区切るかによるが普通 100 を超えることはない．これに対して，患者情報テーブルのエントリー数は，診断する患者数とその診断・処置等の数に対応して増える．

　このようなテーブル構成は**スタースキーマ (Star Schema)** と呼ばれ，3.6.2 項で紹介した OLAP のデータウェアハウスでは一般的な構成である．なお，スタースキーマでは，中心となる患者情報テーブルを**ファクトテーブル (Fact Table)**，それ以外の病名分類テーブル，四半期期間テーブル，年齢層分類テーブルのようなテーブルを**ディメンションテーブル (Dimension Tables)** と呼ぶ．ファクトテーブルを中心として，そのまわりにディメンションテーブルがある星状の形態から，スタースキーマという名称がついている [134]．

SQL の問い合わせ処理との対応

　多次元データキューブの統計情報を抽出するためには，この患者情報テーブルの疾患名と疾患分類テーブルの疾患名で突き合わせ処理 (関係代数における結合処理) を行う必要がある．さらに，患者情報テーブルの発症時期と四半期期間テーブルの開始および終了日で，患者情報テーブルの年齢と年齢層分類テーブルで突き合わせ処理も行う．そのうえで，3.6.1 項で示した SQL の GROUP

BY 処理で四半期ごとの患者 ID を数え上げることで，図 5.5 の各マスを埋めることができる．その問い合わせ処理 (Q_1) を SQL で記述すると，以下のようになる．

```
SELECT 疾患分類，四半期期間，年齢層，COUNT(DISTINCT 患者ID)
FROM 患者情報，病名分類，四半期分類，年齢層
WHERE 患者情報.病名 = 病名分類.病名
AND 患者情報.発症時期 >= 四半期分類.開始
AND 患者情報.発症時期 <= 四半期分類.終了
AND 患者情報.年齢 >= 年齢層.最小
AND 患者情報.年齢 <= 年齢層.最大
GROUP BY 疾患分類，四半期期間，年齢層;
```

図 5.5 の立方体において表面に出ている面は，年齢層に依存せず，疾患の種類に対する四半期ごとの疾患の数を表している．この面だけを対象とすると問い合わせ処理 (Q_2) の SQL の記述は，以下のようになる．

```
SELECT 疾患分類，四半期期間，COUNT(DISTINCT 患者ID)
FROM 患者情報，病名分類，四半期分類
WHERE 患者情報.病名 = 病名分類.病名
AND 患者情報.発症時期 >= 四半期分類.開始
AND 患者情報.発症時期 <= 四半期分類.終了
GROUP BY 疾患分類，四半期期間;
```

同様に，上の面は，患者分類に依存せず，20 歳ごとに区切った年齢層分類に対する四半期ごとの疾患の数を表している (Q_3)．

```
SELECT 四半期期間, 年齢層, COUNT(DISTINCT 患者 ID)
FROM 患者情報, 四半期分類, 年齢層
WHERE 患者情報. 発症時期 >= 四半期分類. 開始
AND 患者情報. 発症時期 <= 四半期分類. 終了
AND 患者情報. 年齢 >= 年齢層. 最小
AND 患者情報. 年齢 <= 年齢層. 最大
GROUP BY 四半期期間, 年齢層;
```

さらに，右側の面は，期間に依存せず，疾患の種類に対する 20 歳ごとに区切った年齢層分類の疾患の数を表している (Q_4).

```
SELECT 疾患分類, 年齢層, COUNT(DISTINCT 患者 ID)
FROM 患者情報, 病名分類, 年齢層
WHERE 患者情報. 病名 = 病名分類. 病名
AND 患者情報. 年齢 >= 年齢層. 最小
AND 患者情報. 年齢 <= 年齢層. 最大
GROUP BY 疾患分類, 年齢層;
```

　この Q_2, Q_3, Q_4 の結果は，実際に元のテーブルに問い合わせ処理を行わなくても，Q_1 の結果から求めることができる．このため，その都度，元のテーブルに問い合わせをせずに問い合わせの結果を残しておく，**実体化ビュー (View Materialization)** という手法が取られる．一般に，実体化ビューは，元のテーブルに更新処理が入ると更新の適用にコストがかかるが，履歴情報の場合には過去のデータに更新が入ることは少ないため，導入効果が大きい．

　このような SQL による解析は，多次元データキューブによる MOLAP に対して，関係データベース操作による OLAP ということで，**ROLAP: Relational OnLine Analytical Processing** と呼ばれる．なお，図 5.5 の多次元データキューブの例では，見やすさを優先して，3 次元の立方体を示しているが，実際には上述した地域の情報等，より多くの次元を用意して解析できる．

5.8.2 データキューブに対する操作

欲しい情報を表示するために

もともと BI ツールでは，このようなデータキューブに対して，いくつかの操作が用意されている．それを，図 5.5 の疾患情報に関するデータキューブの例にあてはめてみる (図中に，それぞれの操作のイメージを示している).

- **Pivot 操作**：多次元中でフォーカスする面を選択するための操作である．例えば，疾患の種類に対する四半期ごとの疾患の数の統計から (Q_2)，20歳ごとに区切った年齢層分類に対する四半期ごとの疾患の数の統計 (Q_3) に切り替える場合等で利用する．
- **Slice 操作**：ある次元の分類にフォーカスするための操作である．例えば，40 歳から 59 歳という 20 歳ごとに区切った年齢層における疾患の種類に対する四半期ごとの疾患の数を見たい場合等で利用する．
- **Dice 操作**：キューブの一部を取り出すための操作である．例えば，神経系疾患と循環器系疾患の 0 歳から 39 歳の 2021 年の第 1 四半期と第 2四半期だけを取り出したい場合等で利用する．
- **Drill-Down 操作**：分類をより細かくするための操作である．例えば，疾患の分類が，神経系疾患，循環器系疾患となっているのを，脳腫瘍，くも膜下出血，狭心症とより細かくする．同様に，年齢の分類も，0 歳から 19 歳，20 歳から 39 歳と 20 歳刻みとなっているのを，0 歳から 9 歳，10 歳から 19 歳と 10 歳刻みに細かくする．あるいは，時期の情報も，四半期ごとの区切りを，月ごとの区切りに変更する場合等に利用する．
- **Drill-Up 操作**：あるいは，**Rollup 操作** とも呼ばれ，Drill-Down の逆に，分類をより大きくするための操作である．疾患名を系別の疾患にまとめたり，年齢を 10 歳刻みから 20 歳刻みにしたり，月ごとの集計を，四半期ごと，あるいは年ごとにまとめたりする場合に利用する．

上記に挙げたデータキューブの操作により，注目したい対象に切り替えて概要や詳細をみることができる．このような統計情報は，例えば，医療従事者が，

疾患ごとの時間の推移における傾向や年齢層ごとの傾向等を把握するためには有益である.

　なお，テーブル操作だけを考えると，Excel のピボットテーブルでも，同様の操作が可能である．ただし，Excel の場合には，SQL での問い合わせはできないため，大きな元テーブルを扱うことはできない.

5.9　患者属性と疾病の関係の解析

5.9.1　患者属性からの疾病予測

行列因子分解による解析

　ここまで，蓄積された電子カルテを中心とした医療・健康・介護情報に対し，テキストマイニング，相関ルールマイニング，シーケンシャルパターンマイニング，クラスタリングとマイニングの組み合わせ，さらに多次元データキューブを用いた解析手法を述べてきた．ここでは，そのようなアプローチ以外の解析手法として，**行列因子分解 (Matrix Factorization)** による解析を考える.

　行列因子分解の適用例として，患者と疾病の関係を行列で表現し，患者と因子の行列と因子と疾病の行列に近似分解してみる．5.6.5 項では，患者の性別，年齢といった属性を静的要因とし，検査結果等のシーケンス中で変化する情報を動的要因として，シーケンシャルパターンバリアントの分岐要因の推定を行った．この分岐要因推定における患者属性の位置づけは，すでに得られている選択肢を決めるための多変量解析の説明変数として用いられている．一方，行列因子分解では，シーケンスではなく，患者の属性と疾病の関係を解析し，因子を抽出することで患者の疾病を予測する.

非負値行列因子分解による推薦の例

　行列分解の代表的手法である**非負値行列因子分解 (NMF: Non-negative Matrix Factorization)** は，当初，顔画像から顔パーツを抽出するために提案された [135]．その後，推薦システムや文書のトピック解析に使われるようになった.

　非負値行列因子分解を使った例として，対象者が鑑賞した映画に対する評価値を基に，未鑑賞の映画の中で好みに合うと予想される映画を推薦するものがある．ここでは，それを少し変形して，映画の代わりに，健康法を推薦する例を考えてみる．例えば，表 5.12 のような対象者による 5 段階の評価結果があり，1 より 5 のほうが評価は高く，- は未評価であることを示している．

表 5.12 健康法の好み

	健康法 A	健康法 B	健康法 C
対象者 a	4	5	-
対象者 b	4	-	1
対象者 c	-	2	4
対象者 d	1	-	3

　これを，

$$X = \begin{pmatrix} 4 & 5 & 0 \\ 4 & 0 & 1 \\ 0 & 2 & 4 \\ 1 & 0 & 3 \end{pmatrix}$$

のような n 行，m 列の行列 X で表現する．表 5.12 では，対象者が 4 名なので $n = 4$，健康法が 3 種類なので $m = 3$ の行列となる．この $n \times m$ の行列 X を，$n \times r$ の行列 W と $r \times m$ の行列 H の積 $\hat{X} = W \times H$ で近似する．この近似は，$\hat{X}$ と X の差を小さくするように学習して得る．

　その際，負の評価というのは普通は考えないので，W と H の要素は非負とする．また，r は因子を表している．学習方法は文献 [135] を参考にされたい．Python に NMF のパッケージが入っているため，簡単に実験できる．

　例えば，$r = 2$ として，学習の結果，

$$X \approx \hat{X} = \begin{pmatrix} 4.8 & 4.1 & 0 \\ 2.3 & 2.0 & 0.7 \\ 0.7 & 1.2 & 4.1 \\ 0.4 & 0.7 & 2.9 \end{pmatrix} = \begin{pmatrix} 2.3 & 0 \\ 1.1 & 0.3 \\ 0.3 & 1.8 \\ 0.2 & 1.3 \end{pmatrix} \times \begin{pmatrix} 2.1 & 1.8 & 0 \\ 0 & 0.3 & 2.2 \end{pmatrix}$$

という結果が得られる．これは，対象者 b がまだ評価をしていない健康法 B は

ある程度推薦できるが，対象者 a に健康法 c はあまり推薦できないことを意味している．患者と疾病に関しても，非負値行列因子分解を適用することで，関係を解析し，患者の属性から疾病の予測につなげられるとよい．しかし，患者と疾病の場合には，評価値のような値ではなく，疾病を発症している 1，または発症していない 0 の 2 値しか取らないこと，また因子 r が患者の属性とは対応していないことが問題となる [136]．

5.9.2　集合的行列因子分解の適用

行列因子分解での行列の共有

非負値行列因子分解の n の対象者の代わりに文書を，m の健康法の代わりに文書中に現れる単語を指定して，各要素を評価値ではなく単語の発生頻度とすると，因子 r として文書のトピックの候補が得られることから，トピック解析にも用いられてきた．このトピック解析に関しても，具体的な目的変数に結び付かないという問題点があった．このため，目的変数を表す行列と単語の発生頻度を表す行列の因子分解として，行列を共有する**集合的行列因子分解 (CMF: Collective Matrix Factorization)** が提案されている [137]．

前出の健康法の例で，対象者の年齢と年収を示す行列 Y を，

$$
Y = \begin{pmatrix} 59 & 650 \\ 34 & 370 \\ 45 & 460 \\ 32 & 320 \end{pmatrix}
$$

とすると，

$$
Y \approx \hat{Y} = \begin{pmatrix} 57.5 & 644.0 \\ 33.8 & 371.0 \\ 45.3 & 462.0 \\ 32.3 & 329.0 \end{pmatrix} = \begin{pmatrix} 2.3 & 0 \\ 1.1 & 0.3 \\ 0.3 & 1.8 \\ 0.2 & 1.3 \end{pmatrix} \times \begin{pmatrix} 25.0 & 280.0 \\ 21.0 & 210.0 \end{pmatrix}
$$

となるような $\hat{Y} = W \times H'$ が得られる．このように，$\hat{X}$ の近似と $\hat{Y}$ の近似において，同じ W を共有している．

　この例の場合には，健康法 A は W の左側の因子の影響を，健康法 C は右側の因子の影響を大きく受けており，対象者の年齢や年収が健康法の好みに影響する因子としては，W の両側の因子の影響を受けるが，特に左側の因子の影響を大きく受けているように見える．このことから，健康法 A も健康法 C もそれぞれ年齢や年収の影響が出ているが，健康法 A のほうがその影響が大きいことがわかる．一方，健康法 B は年齢や年収の影響が少ないように見える．

患者と疾病の関係の解析例

　住谷らは，0 と 1 からなる患者と疾病の行列 X と，患者と患者属性の行列 Y の各行列にソフトプラス関数を適用した Positive CMF (PCMF) を提案し，実際の電子カルテデータを用いて評価を行っている [136]．図 5.6 にその様子を示す．

　患者・疾病の行列 X と患者・患者属性行列 Y を電子カルテから抽出し，r 次元の因子の列からなる患者行列 W と r 次元の因子の行と疾病名の列からなる疾病行列 H の積である $\hat{(X)}$ と，W と r 次元の因子の行と患者属性の列からなる属性行列 H' の積である $\hat{(Y)}$ を近似することで予測を行っている．

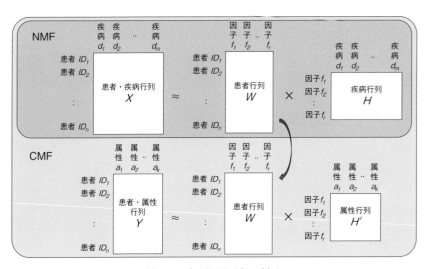

図 5.6　行列因子分解の様子

5.10　深層学習と医療情報解析

5.10.1　ニューラルネットワークと電子カルテ

ニューラルネットワークの種類

　近年，様々なビックデータへの人工知能技術の適用として，**ニューラルネットワーク (Neural Network)** に基づく**機械学習 (Machine Learning)**，特に**多層ニューラルネットワーク** を用いた**深層学習 (Deep Learning)** が注目され，様々な分野で多用されている[4]．医療の分野でも，1.4 節で挙げた医用画像の判定や，6.4.1 項で述べる電子カルテに基づく推薦等でも活用されている．

　ニューラルネットワークに基づく機械学習や深層学習では，生物の脳内の神経細胞（ニューロン）のつながりを模倣している．ニューラルネットワークを構成する素子であるニューロンの重みを学習によって修正することで，ニューラルネットワークの入力情報のパターンから，ニューラルネットワークの出力として判定や推薦の結果を出すものである．ニューラルネットワークの構成方法としては，**畳み込みニューラルネットワーク (CNN: Convolution Neural Network)**，**再帰型ニューラルネットワーク (RNN: Recurrent Neural Network)** をベースにして，**LSTM (Long Short-Term Memory)**，**AutoEncoder**，**GAN (Generative Adversarial Network)** などが提案されている．

ニューラルネットワークの適用分野

　畳み込みニューラルネットワークは，畳み込み層と呼ばれる層のフィルタを用いてデータ変換を行うことで，画像や文字のデータを扱うことを特徴としている．ランダム化されているフィルタの初期値から，教師データを用いた畳み込みの学習を行うことで調整を行い，パターン認識を行うことを特徴とする．このため，医用画像の解析等でもよく使われる．しかし，時系列のデータや，

---

[4] 履歴を用いた学習という意味では，ここまで述べてきたマイニング系のアプローチや行列因子分解も機械学習という位置づけになる．ここでは，深層学習を含むニューラルネットワークを用いた機械学習に焦点を当てる．

テキストの系列の解析等には向かないといわれている.

　一方,再帰型ニューラルネットワークは,連続するデータ内の前後の活性化関数を再利用し,教師データと合わせてニューロンの重みを学習し,出力を決める.つまり,過去の情報を記憶しておいて,過去の情報と新しい情報を組み合わせて学習を行う.このため,時系列データを基にした推薦等に向いているといわれている.前後の依存関係において,より長期の依存関係も扱うことができるように,中間層に LSTM Block と呼ばれる記憶機構を取り入れた改良系が LSTM である.

　また,上述したように,CNN,RNN,LSTM は,基本的に教師データを前提に学習を行うモデルである.AutoEncoder は,RNN,LSTM で教師なしで学習できるように出力データを入力データに用いている.GAN は,ノイズを加えた入力データから学習を行う.

5.10.2　説明可能深層学習

ニューラルネットワークの適用可能性

　これらのニューラルネットワークを用いたアプローチは,与えられたパターンに対して判定をしたり,次の推薦をしたりすることは可能になっているが,なぜそのような判定や推薦に至ったかという経緯の部分は,ニューロンの重みが学習によって変化したというだけで,ブラックボックス化されている.

　つまり,教師データと合致するように重みづけの調整はするが,なぜその重みづけになったかは説明できない.さらに,学習を続けることで,よりよい推薦をすることが可能になるが,場合によっては過学習によって精度が悪化することもあり,どの程度学習したら十分な精度が得られるかは状況に依存する.

説明の必要性

　このため,判定や推薦の理由あるいは根拠が不明であるという問題点が指摘されている.画像認識の場合には,判定の理由が不明であっても,医療従事者が認識の元の画像を再確認することで利用できるため,すでに医療分野でも使われている.しかし,本章で対象としている,データの解析結果を示すという

用途には，理由の説明が求められる．

　機械学習や深層学習においては，モデルの特徴や意味的な情報と連携させることで，判定や推薦の理由を説明させる**説明可能深層学習 (Explainable Deep Learning)** の研究も行われている．ニューラルネットワークの部分を見せたり，解析することで説明を試みるアプローチも取られている．学習の経緯の説明が十分できるようになることは，ニューラルネットワークを用いた医療情報解析による医療支援にもつながるものと期待される．

第6章
データに基づく医療支援

学問の要は活用にあるのみ. 活用なき学問は無学に等し.

——福沢諭吉[1]

　第5章では電子カルテの解析手法に関して述べてきたが，その解析によって得られたものを活用することで初めて実際に貢献に資することができる．言い方を変えると，電子カルテのデータを解析した結果を有効利用することにより，医療従事者の負担の軽減や医療の質の向上といった様々な形で医療支援が可能となる．本章では，電子カルテのデータ解析結果を活用することで，医療従事者はもちろんのこと，患者も含めた対象に，どのような支援が可能となるのか，考察してみたい．

6.1　コンピュータによる医療支援の故事来歴

医療支援のためのエキスパートシステム

　実は，コンピュータを使った医療支援の試みの歴史は長い．1956年のダートマス会議で John McCarthy が人工知能 (AI: Artificial Intelligence) という名称を提案してから，コンピュータが専門家のように支援を行う**エキスパートシステム (Expert System)** の研究が盛んに行われるようになった．いわゆる，第一次 AI ブームである．各種のエキスパートシステムが開発されたが，その中でもよく知られたものが，**DENDRAL**[138] と **MYCIN**[139] である．

---

[1] 福沢諭吉は，言わずと知れた幕末から明治にかけて活躍した啓蒙思想家であり，教育者．慶応義塾創設者でもある．この一節は，著名な著書『学問のすすめ』のなかの「演説の法を勧むるの説」より抜粋.

　DENDRAL は有機化合物の特定のために 1960 年代にスタンフォード大学で開発されたエキスパートシステムである．MYCIN は，1970 年代に，DENDRAL の発展形として細菌名を特定するために，同じくスタンフォード大学で開発された．この MYCIN は，まさに医療支援のためのエキスパートシステムであった．

　これらのエキスパートシステムは，プロダクションルールと呼ばれる IF-THEN ルールを基にしている．ワーキングメモリの内容が，IF 部分の条件に合致した場合には，THEN 部の記述に従ってワーキングメモリの内容を書き換えることで推論を進める[2]．MYCIN では，細菌の形状や好気性といった性質を条件としたルールを 200 程度用意していた [139]．

　MYCIN の評価では，65%の評価者は許容範囲 (acceptable) としたが，専門家による評価は必ずしも高くはなかったようである [140]．そのこともあってか，結局 MYCIN あるいはその後継プロジェクトのシステムは，医療現場で使われることはなかったといわれている．使われなかった理由は様々に考えられるが，専門家があらかじめ完全なルール集合を用意しなければならないことも大きな理由の一つではないかと思われる．つまり，**フレーム問題** [141] と呼ばれる「想定した範囲を超えた問題に対応できない」という課題の例として，ルールベースの限界を示しているとみなすことができる．

ルールの記述からデータに基づくアプローチへ

　一方，第 5 章で紹介した電子カルテデータを使った解析結果を医療支援に用いるアプローチは，あらかじめルールを用意するエキスパートシステムのアプローチとは異なる．マイニングの結果として，相関ルール等のルールは生成されるが，それは問題を想定して用意したルールではない．言い方を変えると，医療ビッグデータの活用事例と捉えることができる．現実に起こった事例のデータを基にすることで，専門家の想定を超えた場合にも対応可能になることが期待される．

---

[2] これも昔話であるが，1990 年代の中頃，筆者は学生と一緒に，プロダクションルールの処理を高速化するために並列に処理を行う研究を行っていた．ただ，残念ながら，医学関係者との接点がなかったこともあり，そのときの目的は医療支援ではなかった．

　実際，専門家が作成したクリニカルパスと頻出医療指示パターンを比較する
ことによるクリニカルパスの改善等は，専門家の想定を超えた場合の例と考え
ることができる．ただし，現実の事例に基づくとしても，過去の事例を超えた
場合や，全く新しい状況には対応できないという指摘もありうる．それに対し
ては，過去の事例の類推から予測するアプローチもある．

6.2　電子カルテデータ解析結果の活用

6.2.1　エビデンス・ベースド・アプローチ

実データに基づく医療支援

　実際に行われた医療の記録である大量の電子カルテの解析結果から得られる
情報は，医療支援における貴重な根拠 (エビデンス) である．そのような医療の
履歴のリアルワールドデータ (Real World Data) を根拠とする医療支援は，
エビデンスに基づく医療 (EBM: Evidence-Based Medicine) の一部とし
て位置づけられる．

　特に，4.4.5 項で紹介した「千年カルテプロジェクト」のように，1 つの医療
機関だけでなく，複数の医療機関にまたがる電子カルテのデータ解析により得
られる情報は貴重である．その場合，特定の医療機関で得られる特有の抽出情
報と，多くの医療機関で得られる共通の抽出情報を区別することが重要である．
それらの抽出情報を医療従事者に提供することで，医療従事者のスキルの向上
や，医療の改善につなげることが期待できる．

　なお，ここでは，医療支援を解析結果の活用と位置づけているが，必ずしも
解析と活用が明確に分かれるものではなく，解析中に支援に関する内容が含ま
れることもある．第 5 章の解析の中で述べたシーケンシャルパターンバリアン
トの可視化やシーケンシャルパターンバリアントの安全性・効率性の評価は，
医療従事者への情報提供という支援をすでに含んでいる．さらに，医療指示の
シーケンス解析は，その先に，次にすべき医療指示や検体検査の推薦があるこ
とを前提にしている．患者と合併症の行列因子分解も同様に，合併症予測とい
う支援を前提としている．

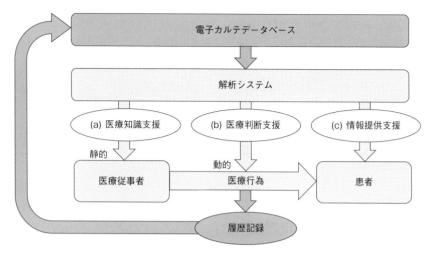

図 6.1　電子カルテ解析結果活用による医療支援

6.2.2　解析結果活用による医療支援の対象

医療従事者への静的・動的支援と患者への情報提供

医療支援としては，物質的な支援や，人的資源による支援等，様々なアプローチがありうる．その中で，電子カルテデータの解析結果の活用による支援という観点から，ここでは，

(a) 医療従事者への (静的な) 情報あるいは医療知識の提供による支援

(b) 医療従事者の (動的な) 医療判断の支援

(c) 患者への情報提供の支援

という 3 つの面を考えてみる（図 6.1）.

もちろん，電子化された医療・健康・介護情報の解析による医療支援は，これらに限るものではない．例えば，全国のレセプトの情報を収集した NDB の解析結果を，行政を通して医療への改善につなげるようなアプローチもある．ここでは，電子カルテデータの解析結果の活用を中心に考える．

(a) の医療従事者への静的な情報あるいは知識は，医療の質の向上という面を中心に，様々な形での提供が考えられる．例えば，

- 専門用語の統一のための情報
- 投薬や検査項目の組み合わせの情報
- 医薬品とその副作用に関する情報
- 標準的医療指示のシーケンスであるクリニカルパス改善のための情報
- 新たなクリニカルパス作成支援のための情報

といったものが考えられる．一方，(b) の医療従事者の動的な医療判断の支援の例としては，

- 次に行うべき医療指示の推薦
- 合併症の予測

などによる医療従事者の負担の軽減が考えられる．ここで，次に行うべき医療指示の推薦には，次に行うべき投薬の薬剤や検査の項目の推薦等を含む．さらに，(c) の患者への情報提供の支援としては，

- 患者への状況や手順の説明
- 患者へのアラート機能
- セカンドオピニオン的情報提供

などが想定される．以下，6.3 節で医療従事者への医療知識の支援，6.4 節で医療判断の支援，6.5 節で患者への情報提供の支援に関して述べる．

6.3　データに基づく医療知識の提供支援

静的な知識の抽出と提供

　1 つの医療機関，あるいは複数の医療機関で蓄積されてきた多くの電子カルテのデータを解析することで，そこに内在する貴重な知識を抽出することができる．抽出された情報は，個々の患者に対するものというよりは，1 つの医療機関，あるいは複数の医療機関における傾向としての，エビデンスに基づく知

識を示すものである．そこで得られる知識は，個々の患者やその状況によって頻繁に変化しない，静的な情報としてみなすことができる．

　変化という意味では長期的にみると，新たな疾病への対応や，治療法の開発等によって得られる知識が変化することはもちろんある．しかし，ここではそのような大局的な変化は静的な情報の一部とし，患者ごとの状態等で変化する情報を動的な情報として位置づける．そのうえで，静的な情報として抽出された知識を医療従事者に提供し，医療行為の手順の見直し，医療従事者間での標準化，医療行為の安全性の向上などの面での支援につなげる．

　知識を電子カルテのデータから抽出しようとした際に，その基となるデータの順序を考慮しない場合と，順序を考慮する場合が考えられる．以下，順序を想定しない場合と想定した場合の，知識の抽出について考える．

6.3.1　専門用語辞書・医薬品アウトカム情報

頻度に基づく知識

　電子カルテ中で注目する項目の集合を，順序のない集合として捉えたとき，集合の中に含まれる項目の発生頻度や共起頻度等から得られる情報がある．どのような項目が実際の電子カルテの集合の中に頻繁に現れるのか，あるいはどのような組み合わせで現れるのかという情報は，まさに貴重なエビデンスである．そのような頻度によって得られる情報を，辞書や，ルールの形式の知識として整理することができる．知識として整理された情報を，多くの医療従事者が共有することで，医療の質の向上につなげることができる．

順序関係を前提としない知識の例とその効果

　例えば，5.3.2 項で紹介したように，電子カルテに記載された看護記録中の用語の集合に注目し，テキストマイニングを適用して専門用語辞書を作成する例がある．これは，電子カルテにおける順序関係を前提としない解析での知識の抽出であり，辞書として提供することで医療支援となる．臨床用語に関しては，すでに **SNOMED-CT** や **ICD10(International Code of Disease version 10)** などの用語集が存在するが，用語の使われ方等の解析結果から新

たな知識を提供できる可能性もある [142]. 例えば，専門用語の出現頻度や共起頻度により，専門用語間の関係も抽出できる．医療関係者間での専門用語の使い方を統一できるといった効果も期待できる．

5.4.1 項で紹介した相関ルールマイニングの医薬品による副作用報告やアウトカムバリデーションへの適用，同時に行われる検体検査項目の組み合わせの抽出も，順序関係を前提としていない．医薬品と副作用の間の共起頻度や治療効果のアウトカム情報との関係を見ることで，副作用や効用に関する知識を抽出し，投薬に対する副作用の注意喚起を行うことができる．厚生労働省による「医薬品の製造販売後の調査及び試験の実施の基準に関する省令 (GPSP: Good Post-marketing Study Practice)」では，製造販売後の医療情報データベースの調査を求めている．

電子カルテに対するテキストマイニングや相関ルールマイニングの適用範囲は広く，上に挙げた例はその一部である．例えば，検体検査項目の共起関係を見ることで検体検査項目の組み合わせに関する知識を抽出し，検査の指示における項目の見落とし回避の効果も期待できる．あるいは，得られた知識を，**オントロジー (Ontology)** として概念を整理して蓄積し，様々な手法に活用していくアプローチ等も想定できる[3).] すでに，臨床医学オントロジーの研究も活発に行われている [144].

6.3.2 クリニカルパス作成・改善

医療行為における順序関係

一方で，それぞれの医療行為には順序があり，電子カルテはその順序に関する情報を保持している．総じて，医療指示の順番は重要な意味をもつ．手術前の検査と手術後の検査では，意味が異なる．同様に，どのような順番で投薬を行うかも重要な知識である．投薬と副作用は，組み合わせという面では順序を前提としないが，投薬によって副作用が起こるという面では順序が関係してくる．

典型的な順序関係の例として，1.6 節で紹介したクリニカルパスがある．多

[3)] オントロジーは，Gruber の定義では「概念化における明示的な仕様」[143] となっており，様々な概念を表現するための枠組みといえる．

くの医療機関では，医療指示の例をクリニカルパスとして設定し，設定した順
番に準じて医療指示を出す方向に進んでいる．クリニカルパス自体が，臨床に
関する知識を整理した結果で，治療の標準化によって医療の向上を目指したも
のである．ただし，これまでのクリニカルパスは医療従事者の経験に基づくも
ので，作成には大きなコストがかかっていた．

医療指示の順序関係に関する知識の抽出

　電子カルテに残された医療指示の流れに対して，5.5.2 項で解説したシーケ
ンシャルパターンマイニングによって医療指示の頻出なシーケンシャルパター
ンを抽出し，実際の医療行為に基づいてクリニカルパスの候補を提示すること
は，順序関係を前提とした知識の提供である．

　シーケンシャルパターンマイニングで抽出された頻出シーケンシャルパター
ンを，これまで医療従事者によって作成されてきたクリニカルパスと比較する
ことで，クリニカルパスの再確認や再構築といった改善につなげることができ
る．あるいは，これまでクリニカルパスが用意されていなかった疾病に対する
クリニカルパス生成の際にも参考として利用できる．新興感染症に対する対応
手順抽出の際の活用も想定できる．

　特に「千年カルテプロジェクト」のように，多医療機関における実際の臨床
データに基づく頻出シーケンシャルパターンを抽出することで，医療機関の間
の差を認識し，場合によっては医療のレベルを統一化することにもつながる．

診療オプションを検討するための可視化と知識

　抽出した医療指示の頻出シーケンシャルパターンには，5.6 節で述べたよう
なシーケンシャルパターンバリアントが存在する．これは，実際の診療におけ
る診療オプションに対応する．クリニカルパスのどの時点で，どのような診療
オプションがあるかを可視化して提示することは，医療従事者への有益な知識
の提供となる．

　さらに，可視化した頻出シーケンシャルパターンやそのシーケンシャルパ
ターンバリアントは，6.5 節で述べるような患者への情報提供という形で，患
者への疾患に関するわかりやすい説明にも利用することができ，説明に対する

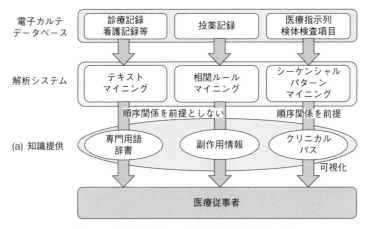

図 6.2 医療従事者への医療知識提供支援の例

医療従事者の負担削減という意味の支援にもなる.

　以上の順序を前提にしない場合，および順序を前提とする場合の医療従事者
への知識の提供の例を図6.2に示す．図に示したものは，あくまでも例であり，
5.8節で示した多次元データキューブによる統計情報等，これ以外の電子カル
テの解析による知識の提供も考えられる.

6.4　データに基づく医療判断の支援

判断の時点での動的な情報提供

　医療従事者は，自分のもつ知識や経験に基づき，目の前の患者に対して様々
な判断を迫られる．電子カルテデータベースに蓄積された大量の医療の履歴か
ら，当該患者に対する医療従事者の判断をサポートする情報を提供できれば，
医療従事者の負担を軽くすることが期待できる.

　6.3節で述べた電子カルテから抽出された知識は，順序を前提にするにせよ，
前提にしないにせよ，医療行為を行う以前の，静的に提供される情報と位置づ
けられる．これに対し，実際に医療行為を行う時点での判断のサポートは，動
的な情報の提供と捉えることができる．つまり，抽出された知識のように患者
全般に関して提供されるのではなく，医療行為を行う対象としての特定の患者

に対して，判断を支える情報を提供することを目指す．

　医療従事者の判断を支援する動的な情報の提供としては，次に行うべき医療行為の推薦や医療行為の結果で起こりうる事象の予測が考えられる．以下では，電子カルテの解析結果に基づく推薦と予測に関して述べる．推薦については，次に行うべき医療指示，投薬の薬剤，検体検査項目等がある．予測としては，合併症の予測等が考えられる．まずは一般的な解析に基づく推薦のアプローチの説明から始める．

6.4.1　解析に基づく推薦のアプローチ

一般的な推薦手法

　データ解析結果に基づく**推薦 (レコメンデーション：Recommendation)** は，医療分野に限らず，ネットでの商品の推薦や，Web ページの推薦等，すでに広く取り入れられている技術である．よく見かける「この商品を購入した方はこちらの商品も購入しています」という広告や，閲覧中の Web ページの一部分に関連しそうな Web ページへのリンクが提示されることがある．あるいは自分の欲しい商品やレストランの条件を入れると，候補を出してくれるものもある．それらは，データ解析による推薦の手法を取り入れたものである．

　推薦のための代表的な手法としては，**協調フィルタリング**，**コンテンツベースフィルタリング**，**ベイジアンネットワーク**等を用いた手法がある．近年では，5.10 節で述べたような**ニューラルネットワーク (Neural Network)** を用いた推薦もよく行われる．

協調フィルタリングによる推薦

　協調フィルタリングは，商品購入等で他の利用者の動向に基づいて項目を推薦する場合によく用いられる手法である．商品購入を例にとると，多くの利用者の購入履歴等からパターンを抽出し，そのパターンに沿って推薦対象の利用者に商品を推薦するものである．

　例えば，5.4.1 項で説明した相関ルールマイニングを用いて，指定した最低支持度と最低確信度を満たす

$$商品_A \;\Rightarrow\; 商品_B$$

というルールが得られていた場合には，分析結果として 商品$_A$ を購入した顧客は同時に 商品$_B$ を購入する頻度が高いことを意味する．そこで，抽出したルールに従って 商品$_A$ を購入した顧客に，商品$_B$ の購入を勧めるというものである．

　相関ルールマイニングだけでなく，シーケンシャルパターンマイニングで得られたパターンを用いて，推薦することも可能である．例えば，

$$< (商品_A), (商品_B), (商品_C) >$$

という頻出シーケンシャルパターンが抽出されている場合に，商品$_A$ に続いて商品$_B$ を購入している顧客がいたら，商品$_C$ を勧めるというものである．

　相関ルールマイニングやシーケンシャルパターンマイニングは，商品等の推薦の対象となる項目のパターンを抽出することで推薦を行うものであるが，利用者間のパターンから商品等の項目を推薦する手法もある．5.9 節で示した行列因子分解がそれにあたる．利用者と項目の関係を表す行列を用意し，利用者と潜在特徴因子からなる行列と，潜在特徴因子と項目からなる行列に分解し，対象者と利用者間の類似性を抽出して項目を推薦する．

　6.3 節での知識の提供による医療支援では，順序関係を前提にしない知識と順序関係を前提にする知識の区分をした．協調フィルタリングによる推薦においても，順序を前提にしない推薦と，順序を前提としない推薦を区分することができる．相関ルールマイニングや行列因子分解を用いた推薦は順序を前提としない推薦であり，シーケンシャルパターンマイニングを用いた推薦は順序を前提とした推薦となる．6.4.2 項では相関ルールマイニングを用いた投薬の推薦例を示し，シーケンシャルパターンマイニングを用いた推薦の例として，6.4.3 項で医療指示推薦，6.4.4 項で検体検査項目推薦について述べる．

　なお，協調フィルタリングによる推薦の対象は，商品や Web ページにとどまらず，様々なものが考えられる．筆者の研究グループでは，オフィスワークでのファイルのアクセス履歴を解析して，新人向けにファイルアクセス推薦の試みを行った．本章では医療に関する推薦を対象とするが，協調フィルタリングによる推薦は，すでに様々な場面で用いられており，そのためのツールも多数存在している．

コンテンツベースフィルタリングによる推薦

　コンテンツベースフィルタリングは，**内容ベースフィルタリング**とも呼ばれ，項目の特徴ベクトルを用意し，利用者が指定する特徴ベクトルとの類似度を算出して推薦を行うものである．一般的に，類似度の高いものから推薦する．

　例えば，ワインの種類，産地，味わい，金額という項目から特徴ベクトルを作成しておき，利用者が指定する「5,000 円以上 10,000 円以下で，なるべくフルボディなフランスの赤ワイン」といった顧客の要求に対して，できるだけ条件が合致するワインを勧めるというものである．

　前述の協調フィルタリングを行うためには，ある程度以上の履歴が溜まってからでないと推薦できないという難点があるが，コンテンツベースフィルタリングはそのような履歴を必要としない．一方，コンテンツベースフィルタリングは，どのような項目の特徴ベクトルにするかといった設計技術が必要で，そこに含まれない項目は推薦されないという弱点をもつが，協調フィルタリングではそのような設計は必要がない．どのような推薦をしたいかによって方法を選ぶ必要がある．

　医療推薦として，協調フィルタリングベースの推薦の研究は活発であるが，コンテンツベースフィルタリングの推薦の研究は必ずしも活発ではないように思われる．これは，医療においては実績が重要であり，協調フィルタリングがエビデンスベースということが理由の一つとして考えられる．と同時に，医療に関する情報が多岐にわたり，特徴ベクトルを用意するために労力を要すること，日々新しい治療等が求められるため，特徴ベクトルを最新の状態に保つためにも労力を要するといった理由が想定される．

ベイジアンネットワークによる推薦

　ベイジアンネットワークは，事象間の依存関係を表した確率グラフで，条件付き確率に関するベイズの定理と組み合わせて，ある事象が発生した場合の他の事象の発生確率を計算することができる．迷惑メールに含まれる単語の発生確率から迷惑メールを判定するスパムフィルタリングに用いられ，よく知られているが，推薦にも適用可能である．

　例えば，ベイジアンネットワークとして，商品の確率付ノードと購入者の確

率付ノードの間に依存関係が抽出できれば，それに基づいて商品の推薦を行うことができる．購入者には年齢や性別等のプロファイルがあり，化粧品$_A$を購入した20代の女性が，次に化粧品$_B$を購入する確率が高いというネットワークが抽出されていた場合，25歳の女性が化粧品$_A$を購入していた場合には，化粧品$_B$を推薦するというものである．

ベイジアンネットワークの作成は協調フィルタリングに近いため，確率を求めるための情報を必要とする．また，購入者プロファイルのような条件となる情報の設計も必要である．現時点では，医療機関選択にベイジアンネットワークを用いる例は報告されているが，分類が多岐にわたる医療行為推薦にはコンテンツフィルタリングと同様に，ベイジアンネットワークもあまり用いられていないように思われる．今後，用いられるようになる可能性を秘めていると思われるが，その際には，確率付きノード間の依存関係による推薦に対して，推薦の理由を説明する手法を確立することも求められる．

ニューラルネットワークによる推薦

協調フィルタリングにおけるルールの抽出や，ベイジアンネットワークの生成も，広い意味では大量データからルールやネットワーク構造の精錬を行う機械学習とみなすことができる．しかし，一般に機械学習，特に深層学習 (ディープラーニング) と呼ばれる範疇では，5.10節で説明したニューラルネットワークを対象とすることが多い．

5.10節ですでに述べたように，ニューラルネットワークは，生物の脳内の神経細胞 (ニューロン) のつながりを模倣して，数式的にモデル化したものである．ニューロンの入力に重みを付けて，活性化関数でニューロンが活性化するかどうかによって出力を変化させ，その出力を次のニューロンにつなげていき，最終的な結果を推薦や予測に使うことができる．

これも5.10節で紹介したように，用途等によって，ニューロンのネットワークの構成を変えた，CNN，RNN，LSTM，AutoEncoder，GANなど多数のモデルが提案されている．非常にアクティブな研究領域であり，新たな構成も次々と提案されている状況である．一般に，CNNは画像認識で使われることが多く，例えば特定の疾病の医用画像のパターンを多数与えて重みづけをして学

習しておくことで，疾病であるかどうかの判定を行う．一方，RNN や LSTM
は戻り値を利用することで，時系列データを扱うことを得意としている．また，
CNN，RNN，LSTM は教師データを用いて学習することが前提となっている
が，AutoEncoder や GAN は教師なし学習に分類される．

　このため，医療に関する推薦を行う場合では，RNN や LSTM が適してい
る．特に，LSTM は長期の依存関係も扱えるため，長期にわたる医療シーケン
スを前提にする場合には，LSTM を利用することが想定される．ただし，5.10
節でも述べたように，推薦の理由が必要である場合には，LSTM だけでは不十
分で，説明可能深層学習が適用できるようになることが待たれる．

複数推薦とその順位

　推薦する対象が複数あり，それらに順位が付けられる場合には，順位の高い
ものから k 番目までを利用者に提示する方法が取られる．そのような方法は
top-k 推薦と呼ばれる．医療支援のための推薦という位置付けでは，最終的な
判断は医療従事者が行うものであり，推薦はあくまでも候補の提示となる．そ
のような意味では，複数の候補を順位づけして提示することは有益である．

　順位の決め方は，推薦手法によって異なる．協調フィルタリングの相関ルー
ルマイニングやシーケンシャルパターンマイニングによる推薦では，得られた
ルールやパターンの支持度，確信度によって，推薦順位を決めることができる．
コンテンツベースフィルタリングの場合には，特徴ベクトル間の類似度の高さ，
ベイジアンネットワークの場合には，確率の高さで順位付けを行うことができ
る．ニューラルネットワークの場合には，出力層の出力値の強さを用いること
ができる．

医療支援への推薦手法の適用

　医療支援としての推薦では，繰り返し述べてきているように，推薦の理由が
明確であることが求められる．基本的に人の生命に関わることになるため，理
由もなく推薦されたものをそのまま候補として採用することは受け入れられづ
らい．

　一般に，ニューラルネットワークの学習による重みづけの理由は明確ではな

く，なぜそのような推薦が行われるのかの説明がしづらいという弱点がある．そのため，現状ではニューラルネットワークによる推薦をそのまま医療支援に適用するのは容易ではない．説明可能な深層学習の研究も進んでいるため，今後状況が変わる可能性もある．

一方，相関ルールマイニングやシーケンシャルパターンマイニングは，そのアルゴリズムから，推薦の基となる組み合わせやパターンが，設定した最小支持度以上の頻度で医療履歴の中に出現していることを内包しているため，「エビデンスに基づく」という推薦の理由付けになる．また，ベイジアンネットワークの場合にも，確率としてエビデンスを示していることになる．

もう一点，推薦手法には，事前に用意すべきデータ量の問題がある．電子カルテデータに基づく医療支援の場合にはすでに多くの蓄積があり，協調フィルタリングやベイジアンネットワークを構成するための，あるいはニューラルネットワークの学習のためのデータは十分であると想定できる．その反対に，事前に多くのデータを求めないというコンテンツベースフィルタリングの特徴は活かされない．さらに，すでに述べたように，コンテンツベースフィルタリングを医療支援に提供するためには，特徴ベクトルを構成するための項目を絞り込むことの難易度は高いと想定される．

以上のように，医療支援を想定した場合，ニューラルネットワークやコンテンツベースフィルタリングによる推薦をそのまま適用することは難しいといえる．それに対して，協調フィルタリングで相関ルールマイニングやシーケンシャルパターンマイニングを用いた推薦は医療支援において適性が高い．以下，それらの適用の例を見ていく（図 6.3）．

6.4.2 投薬推薦の例

協調フィルタリングで順序を前提としない推薦

協調フィルタリングで順序を前提としない推薦の例として，相関ルールマイニングを用いた投薬の推薦による医療支援を考えてみよう．

5.4.2 項では，表 5.1 の各患者に対する投薬の履歴の集合 D に対して，2 種類の最小支持度，最小確信度の組で，どのような相関ルールが得られるかを示

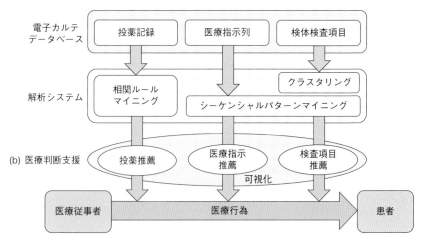

図 **6.3**　医療従事者の医療判断の支援の例

した．その中で，最小支持度 30%，最小確信度 60% のケース 2 の場合には，

$$(薬剤_A, 薬剤_B) \Rightarrow 薬剤_C$$

という相関ルールが確信度 100% で得られている．このような投薬の相関ルールが求められている状況で，ある患者に，薬剤$_A$ と 薬剤$_B$ を投与する場合，100% の割合で 薬剤$_C$ も投与するという推薦を行うことができる．

　この方法は，ほかの多くの患者に対して行った投薬の組み合わせのパターンからルールを抽出して，対象とする患者への投薬に対する医療従事者の判断のサポートを行うもので，協調フィルタリングの医療支援への適用例となる．なお，ここでは投薬の順序は考慮していない．投薬においても，投薬の順序を考慮すべき場合はある．その場合には，順序を考慮したシーケンシャルパターンマイニングに基づく推薦を適用する必要がある．

候補の提示と医療従事者の判断

　類似の相関ルールが複数ある場合には，それらの相関ルールの確信度が高いほうから k 個のルールを使って推薦する方法を取ることもできる．k は，状況によって変更可能なパラメタで，k を大きくすると抜けは減るが，大きくす

ぎると推薦を利用する側の負担が増える．また，推薦対象に対して，適合あるいは類似するルールが相関ルールマイニングによって得られている場合には推薦できるが，適合するルールがない場合もあり，そのような場合には候補の推薦はできない．

　ここで述べている候補の推薦は，あくまでも医療従事者への支援という位置づけとなる．k 個の候補からの選択も含め，実際に投与する薬剤の選択には，様々な条件を考慮する必要があり，最終的には医療従事者の判断に任されることになる．つまり，医療従事者が判断する際において，ほかに候補が存在する可能性の提示や，見落としを防ぐ効果を期待するものである．

6.4.3　医療指示推薦の例

協調フィルタリングで順序を前提とした推薦

　次に，協調フィルタリングで順序を前提とした推薦の例として，シーケンシャルパターンマイニングを用いた推薦による医療支援を考えてみよう．

　5.5.2 項では，表 5.2 の医療指示のシーケンスデータベースにシーケンシャルパターンマイニングを適用して得られる頻出シーケンシャルパータンを示した．その中で，最小支持度を 50％としたときに得られる頻出シーケンシャルパータンの一つとして，

$$< (検査_A, 検査_B), (手術), (投薬) >$$

がある．これは，検査$_A$ と 検査$_B$ を行ったあとに手術をし，その後，投薬をすることを意味している．実際のシーケンスには，検査や手術の内容が示されており，投薬も具体的な薬剤で示される必要があるが，ここではわかりやすさを重視し，簡略化して示している．このようなシーケンシャルパータンが得られている状況で，ある患者への医療指示のシーケンスが

$$< (検査_A, 検査_B), (手術) >$$

になった時点で，次に投薬を推薦することができる．

　この推薦も，相関ルールによる投薬の推薦と同様に，ほかの多くの患者に対して行った医療指示の頻出シーケンスのパターンから，対象となる患者への医

療従事者による医療指示選択のサポートを行うもので,順序関係を前提とした協調フィルタリングによる医療支援の適用例となる.

見方を変えると,ほかの同様の症例では,次にどのような医療指示が出されることが多いかという情報を医療従事者に提示することで,指示忘れや指示の可能性の検討を促すことができる.このため,疾病ごとに頻出シーケンスを求めておくことが有用である.また,5.5.3 項で紹介した時間間隔を考慮したシーケンシャルパターンマイニングを適用することで,推薦する医療指示を実施するまでの時間の情報を同時に提示することもできる.

診療オプションの選択

医療指示の頻出シーケンシャルパターンにおいて,5.6 節で示したようなシーケンシャルパターンバリアントが発生する.そこで説明に用いた例を再掲すると,

$$fsp_1^{l=6} = <(\text{入院}),(\text{検査}_A),(\text{麻酔}),(\text{手術}),(\text{投薬}_D),(\text{退院})>$$

というパターンと,

$$fsp_2^{l=6} = <(\text{入院}),(\text{検査}_A),(\text{麻酔}),(\text{手術}),(\text{看護}),(\text{退院})>$$

というパターンのように,手術のあとに 投薬$_D$ と 看護 の部分だけが異なる 2 種類の頻出シーケンシャルパターン $fsp_1^{l=6}$ と $fsp_2^{l=6}$ が得られることがあり,これをシーケンシャルパターンバリアントと呼ぶ.これは,医療の面からみると,診療にオプションがあることを示している.

5.6.5 項では,そのようなシーケンシャルパターンバリアントにおける分岐,つまり投薬$_D$ と看護という選択肢が発生する要因の分析方法を紹介した.年齢,性別,既往症といったシーケンスの中で変化しない静的要因と,体温,血圧,検体検査結果といったシーケンス中で変化する動的要因に対して,多変量解析を適用することで,分岐の要因を特定しておく.

診療対象の患者に関する年齢,性別,既往症,体温,血圧,検体検査結果などの情報と,特定された分岐の要因を突き合わせることで,その患者にあった医療指示の推薦を行うことができる.例えば,$fsp_1^{l=6}$ と $fsp_2^{l=6}$ における 投薬$_D$

と看護の分岐の要因が年齢と血圧であったとする．さらに年齢も血圧も低かった場合には看護で，年齢も血圧も高かった場合には投薬$_D$であったとしよう．その場合に，対象の患者が高齢者で血圧が高いとすると，投薬$_D$を推薦することになる．つまり，患者の状態を考慮した診療オプションの選択の支援が可能であることを意味している．

可視化と付加情報の提示

このようなシーケンスバリアントの分岐要因推定による診療オプションの推薦でも，最終的な判断は医療従事者が行うことが前提である．その際，診療オプションを医療従事者にわかりやすく提示することが重要となる．そのためには，5.6.2 項で示したようなグラフィカルな表現を用いた可視化が有用である．可能な診療オプションである分岐をグラフィカルに表示し，その中で推薦する医療指示を推薦の理由となる要因と共に示すことで，医療従事者の判断をサポートすることが可能になる．

また，診療オプションの選択の際に，5.6.4 項で紹介したシーケンシャルパターンバリアントに対する効率性と安全性の評価結果を考慮することも有用である．診療オプションの選択を変えることによって，効率性の指標である平均費用や，平均在院日数，安全性の指標である併発症発生リスク，重篤度リスクがどう変化するかを，医療従事者が認識したうえで選択することができる．可視化の際にそれらの指標を同時に示すことで，判断の支援を行うことができる．

6.4.4　検体検査項目推薦の例

検査項目の組み合わせの扱い

検体検査項目の推薦を行う場合には，5.7 節の検体検査項目の解析で述べたように，6.4.2 項で説明した投薬の推薦や，6.4.3 項の医療指示に比べて，圧倒的に多くの項目を扱う必要がある．一方，医療従事者にとっては，指示を出す際に，見落としなく必要な検査項目選択するための支援は有用である．例として，検体検査項目の解析結果から，次に行うべき検体検査の推薦を行うことを考える．その場合には，推薦の前提として多数の検査項目の検査結果の値も考

慮する必要がある.

　検体検査を行う場合には，複数の検査項目を組み合わせて行うことが多い.
このため，多数の検体検査項目を扱う際，5.7.1 項で述べた項目のクラスタリン
グを用いて，同時に行われる検査の組み合わせを検査タイプとして抽出するこ
とが有効である. 検査のシーケンスを考える場合に，検査タイプのシーケンス
と扱うことで，多数の検査項目を扱うことが可能になる. 医療指示の推薦にお
いて，検体検査の情報を使う場合にも，クラスタリングで得られた検査タイプ
を使うことができる.

検査結果を反映させた推薦

　各検査タイプは，その中に含まれる検査項目で特徴づけられる. 5.7.2 項で述
べたように，それらを**検査項目ベクトル (Inspection Item Vector)** IIv_i
とする. また，検査が行われた項目には，検査結果が伴う. 検査結果に関して
も，5.7.2 項で述べたように基準値の範囲をどの程度超えているかの HL のレベ
ルを -3 から 4 の値に置き換えて，検査項目ベクトルの対応する項目に設定し
た**検査結果ベクトル (Inspection Result Vector)** IRv_i を用意する.

　検体検査履歴の中の検査項目ベクトルと検査結果ベクトルの組に対してシー
ケンシャルパターンマイニングを適用し，頻出検査シーケンスのパターンを抽
出することができる. 例えば，

$$< (IIv_a, IRv_{a_1}), (IIv_b, IRv_{b_2}) >$$

という頻出検査シーケンスが抽出されていて，対象患者の検査タイプの検査項
目ベクトルが IIv_a で，その結果の検査結果ベクトルが IIR_{a_1} に合致した場合
に，IIv_b で示される検査項目を推薦することができる.

6.4.5　疾病予測の例

行列因子分解による疾病予測

　相関ルールマイニングやシーケンシャルパターンマイニングのように，推薦
対象である投薬，医療指示，検査項目のパターンを抽出するのではなく，患者
間の類似性に着目した協調フィルタリングによる推薦の例として，行列因子分

解による疾病予測について考えてみよう.

5.9節の患者属性と疾病の関係の解析で述べたように,電子カルテの履歴データから,各患者IDを“行”,それぞれの患者の疾病の発生を“列”とした患者・疾病行列を用意する.この患者・疾病行列に行列因子分解を適用し,患者IDと潜在特徴因子からなる患者行列と潜在特徴因子と,疾病からなる疾病行列に分解する.この潜在特徴因子として,患者の性別,年齢,体重等の属性を用いることで,合併症行列は,患者の属性と合併症の関係を示すことになる.

このようにして得られた患者の属性と疾病の関係を示す疾病行列に対して,対象とする患者の属性を与えることで,その患者の疾病の予測を行うことが可能となる.予測に対する対応をあらかじめ検討しておくことは有益である.

6.4.6 推薦結果・予測結果の評価方法

評価のタイミング

推薦や予測した結果がどれだけ正しいかを正確に評価することは難しい.評価の指標も様々な提案がなされており,どの評価指標で評価するのが適切であるかは状況による.評価をするタイミングも,推薦方法等を実際に適用する前にオフラインで行うのか,実際に利用しながらオンラインで行うのかという選択肢がある.

オンラインで行う場合には,利用者をグループ分けした **A/B テスト**と呼ばれる評価を行うことが多いが,電子カルテの解析による医療支援という意味ではその評価が適切かどうかは判断が分かれる.一方,すでに大量に電子カルテデータが蓄積されていることから,それらを用いたオフラインでの評価は受け入れられやすい.そのため,ここでは適用前に標本データを用いてオフラインで評価を行う方法を述べる.

交差検証とホールドアウト検証

オフラインで評価を行うためには,標本データを,トレーニングセット(Training Set)とテストセット(Test Set)に分ける.トレーニングセットは推薦や予測の手法を適用して推薦や予測の結果を抽出するために,テストセット

はその結果が合致しているかを評価するために用いる．医療指示推薦の例でい
うと，まず電子カルテデータの一部をトレーニングセットとして，シーケン
シャルパターンマイニングを適用し，頻出シーケンシャルパターンの集合 FSP
を抽出する．次に，電子カルテデータのテストセット中の医療指示シーケンス

$$S = \langle s_1, s_2, \ldots, s_{i-1}, s_i, \ldots, s_n \rangle$$

の途中 $i-1$ までの部分シーケンス

$$\langle s_1, s_2, \ldots, s_{i-1} \rangle \quad (i \leq n)$$

に対し，抽出された頻出シーケンシャルパターン集合 FSP を用いて，s_{i-1} の
次の医療指示として r を推薦する．この r と s_{i-1} の次の s_i が合致するかどう
かで評価する．

　その際，標本データを k 個のセット分割して，その一つをテストセット，
残りの $k-1$ 個のセットをトレーニングセットとして，異なる k 個のテスト
セットに対して評価を行う手法を，**交差検証 (Cross-Validation)** と呼ぶ．
また，そのうち 1 回の評価だけを行う手法を，**ホールドアウト検証 (Holdout
Validation)** と呼ぶ [145].

評価指標

　検証で得られる結果に対して，様々な評価指標が提案されている [146]．その
中で，最も一般的に利用される評価指標としては，**適合率 (Precision)**，**再現
率 (Recall)**，**F 値 (F-measure)** がある．テストセットに対して推薦した結
果が，テストセット中の次の項目と合致していた数 (True Positive Number)
を TP 数，合致しなかった数 (False Positive Number) を FP 数，推薦できな
かった数 (False Negative Number) を FN 数とすると，適合率，再現率，F 値
は，以下の式で求められる．

$$適合率 = \frac{TP\,数}{TP\,数 + FP\,数}$$

$$再現率 = \frac{TP\,数}{TP\,数 + FN\,数}$$

$$F \text{値} = 2 \times \frac{\text{適合率} \times \text{再現率}}{\text{適合率} + \text{再現率}}$$

直観的には，推薦や予測をした中で正解だったものの比率を示すのが適合率で，推薦や予測すべきだった中で正しく推薦できたものの比率を示すのが再現率といえる．F 値は，適合率と再現率を勘案して手法間で比較する場合に，有益な指標となる．

一般的には，再現率が高まると適合率は下がる (またはその逆) という相関がある．再現率 (Recall) を横軸に，適合率 (Precision) を縦軸にした **PR 曲線 (Precision-Recall Curve)** のグラフでは，曲線が右上に行くほどよいことを示している．なお，横軸に False Positive Rate, 縦軸に True Positive Rate を取った **ROC 曲線 (Receiver Operating Characteristic Curve)** を使うことも多い．ROC 曲線の場合には，曲線が左上に行くほどよいことになる．

このほか，予測との誤差を評価するための **MAE (Mean Absolute Error)**, **RMSE (Root Mean Square Error)** という指標がある．n 個のサンプルとの誤差 $e_1, e_2, \ldots, e_n$ に対して，それぞれ以下の式で求められる [147].

$$MAE = \frac{1}{n} \sum_{i=1}^{n} |e_i|$$

$$RMSE = \sqrt{\frac{1}{n} \sum_{i=1}^{n} e_i^2}$$

また，ランキングを取り入れた推薦に対する **MRR (Mean Reciprocal Rank)**, **MAP (Mean Average Precision)**, **NDCG (Normalized Discounted Cumulative Gain)** といった指標もある．上位 k 件を，1 位から k 位まで順位を付けて提示する場合の，評価指標である．MRR は適合したランクの逆数の和の平均を取ることでランクの上位が推薦されていることを示している．MAP はそれぞれのランクでの適合率の和をサンプル数で平均することで，ランクに対応する適合率を示している．さらに，NDCG ではランクの対数を用いて正規化した利得の和を指標としている．ここでは詳細は省略するが，興味のある読者は文献 [148] 等を参照されたい．

6.5　データに基づく患者への情報提供の支援

患者に対する解析結果の活用

　ここまで，電子カルテデータの解析結果を活用した医療支援のアプローチとして，医療の質の改善を目指した医療従事者への静的な医療知識の提供や，医療従事者が行う医療行為の動的な判断の支援を行う方法を述べてきた．一方で，医療従事者と患者の関係を考えた場合に，患者に対して医療行為を行うだけでなく，患者への説明等の情報提供も重要である．電子カルテデータの解析結果は，そのような患者への情報提供における支援にも有効である．

　患者への情報提供という面から，ここでは患者に対して行ってきた，あるいはこれから行う医療行為の状況や手順の説明，同様の疾病に対してほかの患者に行ってきた医療行為との比較によるセカンドオピニオン的な情報提供，および患者の状態に基づくアラートの提供の可能性について述べる．図 6.4 にその例を示す．これは例として示すものであり，電子カルテデータの解析結果の活用は，この例に限るものではない．

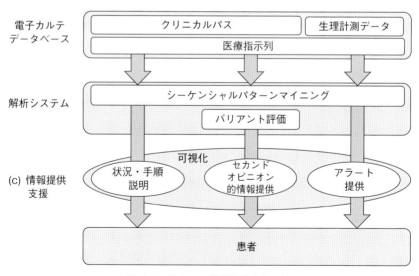

図 6.4　患者への情報提供支援の例

6.5.1 状況や手順の説明

エビデンスに基づく説明

患者の知る権利や自己決定権という面から，医療従事者による患者への説明であるインフォームドコンセントは極めて重要である．これまでの治療の内容と，今後行う治療の内容に関するパターンを，患者にわかりやすく可視化したものが提示できれば，大きな医療支援につながると考えられる．その際に，これまでの同様の疾患に関して頻出のパターンを示すことは，実際のエビデンスに基づく説明として，患者にとっても納得しやすいものとなる．

これまでも，患者に対して，わかりやすく説明するためにクリニカルパスを示すことはあった．最初は紙ベースで行われていたようであるが，医療機関によっては，そのような患者への説明用のクリニカルパスを Web で公開しているところもある．

宮崎大学附属病院では，診療科の治療ごとのクリニカルパスを [149]，四国がんセンターでは，疾患部位の治療ごとのクリニカルパスを [150]，図も交えてわかりやすく説明している．これらの情報と合わせて，7.2.3 節で示すような，治療ごとの医療指示の実際の頻出シーケンスをエビデンスとして示すことは，患者の理解を深めるうえでも重要であると思われる．

6.5.2 セカンドオピニオン的情報提供

診療オプションとしての情報

医療従事者だけでなく患者に対しても，疾病における頻出医療指示パターンを，検体検査結果等と一緒に開示しておくことで，患者自身がこれまでの医療指示の履歴や検体検査結果と突き合わせて，自らの疾病の状態を理解するための手助けとなる．あるいは，5.6 節で述べたシーケンシャルパターンバリアントのような診療オプションに関する情報や，診療オプションに対する治療履歴から得たコストやリスクの評価値も，患者にとっては有益な情報である．

現在治療を受けている主治医の診断結果や診療方針に関して，主治医以外の医師からセカンドオピニオンを求めることが一般的になってきている．同様の疾病をもつ他の患者に対する頻出の医療指示パターンや，検査結果との突き合

わせ，さらに診療オプションに関する情報を可視化して示すことによって，主治医以外の医師からのセカンドオピニオンに匹敵する情報をこれまでの履歴から求めることができる.

　ただし，それは医療従事者による説明が不要になるということを意味しているのではない．提示する情報が，患者の勝手な理解による誤った判断につながらないように注意する必要があり，医療従事者が介在することは必須である．説明している患者の状況にあわせて可視化した情報を提供することで，主治医の診療方針に対する納得を得やすいことにつながることを期待する.

6.5.3　患者へのアラート提供

生理計測データや患者属性との組み合わせ

　8.1節でも述べるが，電子カルテに含まれるデータだけでなく，患者の自宅や施設で計測した体温，血圧，脈拍等の生理計測データを組み合わせることによって，様々な効果が期待できる．患者への情報提供という意味でも，生理計測データの変動パターンに対して，慢性疾患や既往症を考慮し，患者の通院時期や生活習慣改善に関するアラートを出すことが可能となる.

　あるいは，5.9節で述べた行列因子分解によって得られた患者属性と疾患に関する解析結果を患者に開示することによって，医療従事者だけでなく患者自身が自分のもつ属性と疾病のリスクの関係を認識することもできる．患者自身が認識することにより，生活習慣の改善や，通院を促すことにつながることも期待できる.

第7章
実電子カルテデータを用いた解析と推薦

やってみなはれ. やってみなわからしまへんで.

—— 鳥井 信治郎[1]

　ここまでの解析手法あるいは解析結果に基づく医療支援の説明では，処理の流れをわかりやすく例示するために，模擬的に 検査$_A$，投薬$_C$ といった形の医療指示のごく小さい規模データを用いてきた．本章では，実際の電子カルテのデータを用いた解析と推薦の実験結果，およびその評価について報告する．リアルなデータに手法を適用してみることで，初めて見えてくることもある．そのような試みによって得られた知見を共有することで今後の医療支援へとつなげたい.

7.1　実データによる有効性の検証

実験に利用する電子カルテデータ

　筆者の属する東京工業大学情報理工学院横田研究室では，2012 年から宮崎大学医学部附属病院の医療情報の研究グループと共同で，電子カルテ解析の研究を続けてきた．その研究では，宮崎大学医学部附属病院の電子カルテシステムに蓄積された実際の患者の電子カルテデータを用いて実験と評価を行ってき

---

[1] 鳥井信治郎は，壽屋洋酒店 (現サントリーホールディングス株式会社) の創業者．この一節は，鳥井信治郎の口癖と言われており，サントリー OB で作家の山口瞳，開高健とサントリー二代目社長佐治敬三の 3 名が創業 70 周年を記念して執筆した『やってみなはれ　サントリーの 70 年』[151] の p.41 で，鳥井信治郎の言葉として記している.

た．本章では，その一部について報告する．

　宮崎大学医学部附属病院では，長年にわたって IZANAMI [5] 等の独自の電子カルテシステムを開発しており，その電子カルテに関連する総記憶容量は 550 GB を超えている．本章で紹介する実験は，その中の 1991 年 11 月から 2018 年 3 月までに記録された電子カルテデータを用いており，手法の有効性を検証するためには十分な量であると判断している．今後，「千年カルテプロジェクト」による多医療機関の電子カルテデータを活用していくことで，機関間の比較等を含め，さらに広範な展開が可能になるだろう．

個人情報保護への留意

　実電子カルテデータを用いた実験を行う際には，3.2.2 項のプライバシーの保護で述べたように，個人情報の扱いに留意する必要がある．本章で紹介する実験においては，個人情報保護のため，患者を一意に特定できる情報を含まないように，事前に宮崎大学医学部附属病院内で匿名化を行っている．さらに，匿名化済みのデータを格納した記憶媒体は，担当者がネットワークを介さずに物理的手段で搬送し，研究室内の施錠された部屋に置かれた，利用者を限定したサーバ上に格納して実験を行っている．

　一連の共同研究は，医療従事者支援のために宮崎大学医学部附属病院の電子カルテデータを匿名化して解析に用いることを，宮崎大学のホームページでオプトアウトするとともに，宮崎大学の倫理審査委員会および東京工業大学の人を対象とする研究倫理審査委員会で承認を得て行っている．

有効性検証の内容

　実験による有効性の検証として，まず 7.2 節で，医療指示履歴列へのシーケンシャルパターンマイニングの適用と，その結果として抽出されたシーケンシャルパターンバリアントの評価，可視化について報告する．7.3 節では，得られたシーケンシャルパターンとシーケンシャルパターンバリアントによる医療指示の推薦の内容とその評価について報告する．また，医療指示だけでなく，検体検査項目に対する推薦の内容と評価についての報告を 7.4 節で行い，7.5 節で実験の展開について述べる．

7.2 実電子カルテ中の医療指示解析

7.2.1 シーケンシャルパターンマイニングの適用

対象とする施術とそのシーケンス情報

実際の電子カルテデータを用いた解析実験の最初の例として，5.5.2 項で説明した医療指示の解析の適用の例を紹介する．保有する電子カルテデータ中のすべての症例をまとめてシーケンスの解析を行っても，クリニカルパスの改善等の医療支援に有益な情報は得がたい．クリニカルパス同様に，対象の施術に対してシーケンスの解析を行うことが有用である．

ここでは，宮崎大学医学部附属病院の電子カルテデータの中から，以下の施術を行った患者の集合を抽出し，シーケンシャルパターンマイニングを適用する．

(a) 膀胱悪性腫瘍手術 (TUR-Bt: Transurethral Resection of Bladder tumor)

(b) 停留精巣固定術 (CFS: Cryptorchidism Fusion Surgery)

(c) 非ホジキンリンパ腫代謝拮抗剤療法 (NHL-A: Non-Hodgkin Lymphoma Antimetabolite)

(d) 経皮的ラジオ波焼灼療術 (RFA:Radiofrequency Ablation)

(e) 肝切除術術 (Hepatectomy)

これらは，シーケンスの特徴や医療オプションの可能性等の観点から，宮崎大学医学部付属病院のスタッフと議論して選択した．ここで扱う施術ごとの患者の医療指示シーケンスのデータを表 7.1 に示す．当然ではあるが，対象とする施術によって入院期間，出される医療指示数などが異なることから，医療指示シーケンスの最小長，最大長等が異なる．

なお，この表の対象は，入院から退院までのデータであり，外来時のデータは含んでいない．一部の施術に関しては，外来の情報も含めた解析も行っているが，まだ報告できるレベルには至っていないため，ここでは含めない．その

表 **7.1**　医療指示シーケンスのデータ

施術	のべ患者数	最小長	最大長	平均長
TUR-Bt	408	10	181	27.46
CFS	271	12	549	27.39
NHL-A	99	4	1,811	146.20
RFA	174	10	49	18.75
肝切除	362	6	247	39.52

理由の一つとして，5.5.3 項でも述べたように，特に外来の場合，予約が患者の都合や他の患者の検査機器の利用状況等に左右されることが多いことから，単に時間を考慮した頻出シーケンシャルパターンの適用だけでは，有意なシーケンシャルパターンの抽出が難しいことが挙げられる．

適用シーケンシャルパターンマイニング

筆者の研究室では，最初の試みとして，患者に対して日単位で生成される医療指示にアプリオリベースのシーケンシャルパターンマイニングを適用し，頻出シーケンスを抽出した [78]．次に，アプリオリベースでは時間がかかることと，時間間隔を扱う必要があることから，I-PrefixSpan による医療指示の時間間隔を取り入れた解析を行った [81]．しかし，I-PrefixSpan では事前にタイムインターバルを定めておく必要があった．

医療指示の場合には，必ずしも適切なタイムインターバルの設定が容易でないと同時に，医療従事者にとってはそのようなインターバルを設定するよりも，実際の時間間隔の統計情報のほうが有用であることがわかった．そのため，統計的に時間間隔情報を抽出する T-PrefixSpan を開発し，それと同時に，薬剤名の代わりに薬効で生成パターン数を減らす手法を開発した [82]．

さらに，CSpan の手法を参考にして，T-PrefixSpan の処理速度を改善した T-CSpan を開発した．処理速度の改善率は，最小支持度が小さいほど大きくなる．CFS で最小支持度を 0.02 とした場合に，13 倍以上処理速度を改善している [127]．

施術への適用結果

前述の TUR-Bt, CFS, NHL-A, RFA, 肝切除の施術に対して, T-CSpan を適用した結果について報告する. 施術ごとに, 2 種類の最小支持度を設定し, T-CSpan を適用した結果の, 頻出シーケンシャルパターン数と最長頻出シーケンシャルパターン長を表 7.2 に示す. 最小支持度は, パターン長として長いものが抽出される近辺の値を選んでいる.

表 7.2 頻出シーケンシャルパターン抽出結果

施術	最小支持度	頻出パターン数	最長頻出パターン長
TUR-Bt	0.2	24,691	16
TUR-Bt	0.3	4,474	13
CFS	0.02	32,852	13
CFS	0.05	10,545	11
NHL-A	0.3	155	7
NHL-A	0.4	29	6
RFA	0.2	758	9
RFA	0.3	262	8
肝切除	0.2	26,780	14
肝切除	0.3	5,572	12

表 7.2 から, 最小支持度の変更により得られる頻出シーケンシャルパターン数, 頻出シーケンシャルパターン長が施術によって異なることがわかる. 施術に対して解析したい内容によって, 適切な最小支持度を設定する必要がある.

TUR-Bt の頻出シーケンシャルパターン

以下の (1)〜(9) は, 膀胱悪性腫瘍手術 (TUR-Bt) に対して, T-CSpan で最小支持度 0.2 とした際に抽出された頻出シーケンシャルパターンの例である. 5.5.5 項で述べたように, 医療指示列としては, 主処置を中心に扱うことから, TUR-Bt の手術を実施した日を day_0 として, 前日を day_{-1}, 手術の次の日を day_1 のように, 日付を付けている.

(1) day_{-1}：入院

(2) day_{-1}：服薬指導

(3) day_{-1}：血液型関連検査

(4) day_{-1}：検体検査

(5) day_{-1}：クロスマッチ (T&S) 検査

(6) day_{-1}：処方 (薬効コード:235，外用薬剤 グリセリン浣腸オヲタ)

(7) day_0：手術麻酔

(8) day_0：膀胱悪性腫瘍手術 (TUR-Bt)

(9) day_0：緊急検査

(10) day_0：病理診断

(11) day_0：静脈内注射 (薬効コード:331，ラクテック)

(12) day_0：点滴注射 (薬効コード:613，セファゾリン)

(13) day_0：静脈内注射 (薬効コード:331，ラクテック)

(14) day_0：点滴注射 (薬効コード:613，セファゾリン)

(15) day_1：静脈内注射 (薬効コード:331，ラクテック)

(16) day_1：点滴注射 (薬効コード:613，セファゾリン)

(17) day_1：静脈内注射 (薬効コード：331，ラクテック)

(18) day_1：点滴注射 (薬効コード:613，セファゾリン)

(19) day_5：退院

実際には，上記以外に看護タスク等が入ってくるが，ここでは焦点を療法に当てるという観点から，5.5.5 項で述べたようにフィルタリングを行い，それらの看護タスクはシーケンシャルパターンマイニングの対象から外している．また，T-PrefixSpan，T-CSpan では，5.5.3 項で述べたように，それぞれの項目の間の時間間隔についての最小値 (min_k)，最大値 (max_k)，最頻値 (mod_k)，平均値 (ave_k)，中央値 (med_k) を抽出する．ここでは，見やすさを重視して，それらの値は省いている．時間間隔の提示方法については，7.2.3 項のバリアントの可視化のところで述べる．

シーケンシャルパターンバリアント検出の例

TUR-Bt に対して抽出された頻出シーケンシャルパターンの中には，前述のパターンと部分的に異なるパターンがある．例えば，TUR-Bt 頻出シーケン

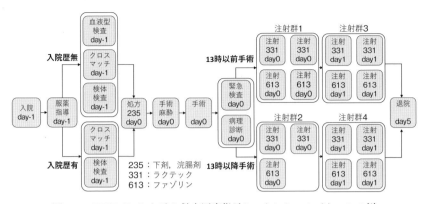

図 7.1 TUR-Bt における併合医療指示シーケンシャルパターンの例

シャルパターン (3) の day_{-1} の血液型関連検査がないパターンもある．あるいは，TUR-Bt 頻出シーケンシャルパターン (14) の day_0 のセファゾリンの点滴注射がないパターンも存在する．これらは，5.6 節で説明したシーケンシャルパターンバリアントである．このシーケンシャルパターンバリアントを基にした併合医療指示シーケンスを図 7.1 に示す．

このようなシーケンシャルパターンバリアントに対して，5.6.5 項で述べた分岐の要因分析 [87, 152] を行うと，(3) の day_{-1} の血液型検査の有無については，以前に入院歴がない場合には血液型検査を行うが，入院歴がある場合には血液検査は行わないという解析結果が出ている．これは以前の入院で，すでに血液型が判明しているため検査をする必要がない，という当然の結果ではあるが，その要因が実際に解析の結果として得られたことは，手法の有効性を示していることになる．

あるいは，(14) の day_0 のセファゾリンの点滴注射がないパターンについての要因分析の結果は，手術の実施時間であることがわかった．午前中に手術をした場合には，手術日に抗生物質のセファゾリンを 2 回注射するが，午後に手術をした場合には，手術日にはセファゾリンを 1 回しか注射しない．これは，医学的には理にかなった解析結果となっている．

このほか，図中では処方や注射は，薬効コードで示しているが，実際の薬剤が違う場合もある．例えば，(6) の処方として，グリセリン浣腸ではなく，プ

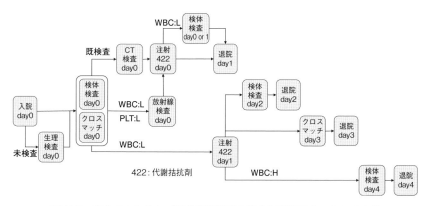

図 7.2　非ホジキンリンパ腫代謝拮抗剤の併合医療指示シーケンスの例

ルゼニド錠のような内服薬剤を処方する場合や，(12) セファゾリンの代わりに別の抗生物質を注射する場合もある．そのような同じ薬効で異なる薬剤を使う場合の解析は，今後行っていく予定である．

TUR-Bt 以外のバリアント

　ほかの施術の例として，非ホジキンリンパ腫代謝拮抗剤治療 (NHL-A) に対し，最小支持度 0.3 としたときの併合医療指示シーケンスの例を図 7.2 に示す．この例では，生理検査 (心電図検査) および CT 検査を以前に受けていない場合 (未検査と表示)，以前に受けている場合 (既検査と表示)，白血球数 (WBC: White Blood Cells) が基準値の範囲 (5,000-9,000/μL) より高い (H) か低い (L) 場合と，血小板数 (PLT: Platelets) が基準値の範囲 (130,000-320,000/μL) より低い (L) 場合が分岐要因となっている．例えば，図中の PLT:L や WBC:L は基準値の範囲より低い患者の比率が，他の枝に比べて多いことから，骨髄抑制が疑われるために検査をしている可能性を示している．また，心電図検査は，これまで検査をしていなかった患者にすることが多く，CT 検査は，以前同じ検査を受けたことのある患者に対し，代謝拮抗剤治療の注射の前に再度検査している可能性を示している．このように，検体検査の結果や以前の処置の経歴も分岐要因として抽出することができている．一方，クロスマッチに関しては，血液製剤が使われているためと思われるが，最小支持度 0.3 では血液製剤投与

は頻出パターンに出現していない.

なお,非ホジキンリンパ腫に対する治療法としては,代謝拮抗剤のほかに放射線治療もあるが,放射線治療に対しては有意なバリアントは抽出されていない.また,停留精巣固定術 (CFS) に関しても同様に有意なバリアントは抽出されていない.これらのバリアントが出づらい理由の一つとしては,実験に利用した電子カルテデータを保有する宮崎大学医学部附属病院では,以前から積極的にクリニカルパスを取り入れ,クリニカルパスに沿った治療が行われてきたからだと考えられる.

7.2.2 実際の医療指示シーケンシャルパターンバリアントの評価

診療オプションの効率性と安全性の比較

頻出診療指示列のバリアントを診療オプションと見た場合,オプションを選択する際の効率性や安全性の比較が重要となる.5.6.4 項で述べたように,頻出パターン p の効率性は,平均コスト (Mean Cost) MC_p と平均在院日数 (Mean Staying days) MS_p によって,安全性は併発症発生リスク (Complication Risk) CR_p と重篤度リスク (Seriousness Risk) SR_p によって評価する.

(14) における TUR-Bt の day_0 のセファゾリンの点滴注射がないシーケンシャルパターンバリアントを SPV_1,点滴注射があるシーケンスバリアントを SPV_2 としたときの評価を表 7.3 に示す.

表 7.3 TUR-Bt のシーケンシャルパターンバリアントの評価例

	効率性指標		安全性指標	
	平均コスト MC_p	平均在院日数 MS_p	併発症発生リスク CR_p	重篤度リスク SR_p
SPV_1	0.175	6.94	8.08	6.60×10^6
SPV_2	0.091	7.44	7.95	4.29×10^6

表から,SPV_1 は SPV_2 と比較して,重篤でない場合で,平均コストが低く,在院日数も少ないという結果が得られていることがわかる [88].

なお,頻出シーケンシャルパターンの分岐要因分析とシーケンシャルパターンバリアントの評価において,5.6.3 項で述べたような元のシーケンス情報の

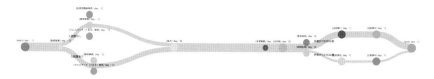

図 **7.3** TUR-Bt の併合医療指示シーケンス可視化の例 (全体) →口絵 1 参照

抽出が必要となる．そのために，シーケンシャルパターンマイニング中にシーケンス情報を残す手法を利用している [88, 87]．また，このシーケンス情報を残す手法を用いずにシーケンスを再度探し出す方法との処理時間の比較も行っている．T-PrefixSpan を用いて最小支持度を 0.1 とした TUR-Bt のシーケンス情報の抽出によるバリアント評価では，再探索法 572 秒に対して 168 秒短縮し，約 30% の性能改善結果を得ている [88]．

7.2.3 実際の医療指示列の可視化

ビジュアライゼーションツールを用いた可視化

図 7.1 は，シーケンシャルパターンマイニングによって得られた併合医療指示シーケンスを基に書き起こしたものであるが，このようなシーケンスバリアントを利用者にわかりやすく提示して医療支援を行うためには，5.6.2 項で述べたような可視化が不可欠である．

図 7.3 は，図 7.1 で示した併合医療指示シーケンスを，筆者の研究グループが，D3.js[153] というビジュアライズツールを用いて試作したプロトタイプシステム [86, 154] で可視化した例である．D3.js の D3 は，Data-Driven Documents の略で，D3.js 自体は Web ブラウザ上で描画をする Javascrpt のライブラリであり．様々なグラフやダイヤグラムを描画できるように機能が用意されている．

試作プロトタイプシステムの可視化の際には，以下のような点を工夫している．

(1) T-CSpan で得られた時間情報を，ノード間の距離として表している．

(2) 分岐におけるパターン数の割合を，パスの太さとして示している．

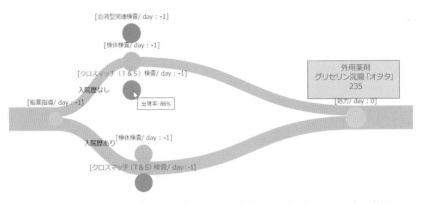

図 7.4 TUR-Bt の併合医療指示シーケンス可視化の例 (部分) →口絵 2 参照

(3) 分岐要因が判明している場合には，その要因も表示される．

(4) 得られた頻出シーケンスの中での医療指示の相対的な出現率を，ノードの直径で表している．

(5) ノードにマウスオーバーすることで，出現率の値が表示される．

(6) ノードをクリックすることで，各医療指示の詳細が表示される．

図 7.3 の一部分を拡大して，day_{-1} のクロスマッチ (T&S) 検査に (5) で述べたマウスオーバーした状態と，day_0 の処方のノードに対して (6) で述べたクリックをしている状態のものを図 7.4 に示す．

ここで示した可視化はプロトタイプシステムとして試作したもので，実用に供するためには，今後さらに表示内容をわかりやすく充実させる必要がある．実用化の際に，上記のような工夫点の考慮が活かされることを期待したい．

7.3 実医療指示列から次の医療指示の推薦

7.3.1 頻出シーケンシャルパターンに基づく医療指示推薦

分岐要因を考慮した推薦候補提示

次に行うべき医療指示の推薦の試みとして，6.4.3 項で述べたシーケンシャルパターンマイニングを用いた推薦の実験について紹介する．推薦のため

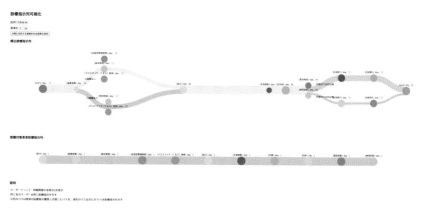

図 7.5　TUR-Bt における推薦を可視化した例→口絵 3 参照

T-CSpan で抽出した頻出医療指示シーケンシャルパターンと，推薦対象の患者の推薦時点までの医療指示のシーケンスを比較する．その際，分岐要因を考慮して，合致する頻出医療指示シーケンシャルパターンの推薦時点の次にすべき医療指示の候補を示す．これは，ほかの患者の履歴のパターンによる協調フィルタリングとなる．

　図 7.1 で示した TUR-Bt の頻出医療指示シーケンスに途中まで合致する患者への次の医療指示の推薦を可視化した例を図 7.5 に示す．図の上部では対応する頻出医療指示シーケンスを示し，下部では対応する患者の医療指示シーケンスを示している．

　上部の頻出医療指示シーケンスでは，当該患者に対応するシーケンスの部分を水色，推薦の後のシーケンスを紫色で示している（色は口絵 3 参照）．この患者の場合には，day_0 の病理診断まで水色で，すでに済んでいることを示している．さらに，この例では午前中に手術をした患者であったため，紫色で示される上側のパスで day_0 に 2 回セファゾリンを注射するように推薦される．

7.3.2　医療指示推薦結果の評価

評価実験用の電子カルテデータ

　実際の電子カルテを用いた医療指示推薦の評価実験の結果 [152] を報告す

る．推薦結果の評価方法は，6.4.6 項で述べたホールドアウト検証を行った．
宮崎大学医学部附属病院において 2005 年 1 月から 2018 年 3 月までの間に
TUR-Bt(膀胱悪性腫瘍手術) を受けた 408 名分の電子カルテデータの中で，286
名分をトレーニングセット，122 名分をテストセットとして用いた．上記ト
レーニングセットに対し，最小支持度を 0.2 として T-CSpan を適用した結果
の併合医療指示シーケンスが図 7.1 である．

　図 7.1 の併合医療指示シーケンスに対して，上記テストセットによる推薦を
行い，その推薦の結果が，テストセット中のシーケンスとどれだけ合致してい
るか，適合率，再現率，F 値で示す．適合率，再現率，F 値の計算式は，6.4.6
項と同じものを用いる．なお，式中の TP 数 (True Positive Number) は，テ
ストセットの患者に対して推薦した医療指示が次の医療指示と一致していた医
療指示数を示す．また，FP 数 (False Positive Number) は，一致しなかった
医療指示数，FN 数 (False Negative Number) は，推薦できなかった医療指示
数である．つまり，以下のようになる．

$$適合率 = \frac{一致医療指示数}{一致医療指示数 + 不一致医療指示数}$$

$$再現率 = \frac{一致医療指示数}{一致医療指示数 + 未推薦医療指示数}$$

$$F 値 = 2 \times \frac{適合率 \times 再現率}{適合率 + 再現率}$$

評価実験結果

　図 7.1 の各医療指示と次の医療指示とのペアに対する適合率，再現率，F 値
を表 7.4 に示す．なおここでは，day_{-1} の血液型関連検査を含む検査群を 検査
群1，含まない検査群を 検査群2，day_0 の検査群を 検査群3 と呼ぶことにする．
　表 7.4 から，医療指示のペア間によって，推薦の精度が大きく異なることが
わかる．例えば，2:の服薬指導から 検査群1 の F 値は 0.71 という値であるが，
6:の処方から麻酔の F 値は 0.20 と低い．原因の一つとして考えられるのは，併
合シーケンスとして抽出できないような頻度の低い医療指示が間に入っている

表 7.4　医療指示推薦の精度

医療指示ペア	適合率	再現率	F 値
1:入院-服薬指導	0.35	0.35	0.35
2:服薬指導-検査群$_1$	0.72	0.70	0.71
3:服薬指導-検査群$_2$	0.65	0.52	0.58
4:検査群$_1$-処方	0.51	0.48	0.49
5:検査群$_2$-処方	0.33	0.33	0.33
6:処方-麻酔	0.21	0.20	0.20
7:麻酔-手術	0.60	0.59	0.59
8:手術-検査群$_3$	0.25	0.18	0.21
9:検査群$_3$-注射群$_1$	0.72	0.47	0.57
10:検査群$_3$-注射群$_2$	0.69	0.59	0.64
11:注射群$_1$-注射群$_3$	0.81	0.30	0.45
12:注射群$_2$-注射群$_4$	0.85	0.31	0.45
平均	0.57	0.42	0.46

ことである．例えば，個々の患者が持病等のために服薬している薬剤の投薬指示が出ている等が考えられる．

　併合医療指示シーケンスにおける分岐要因を考慮して推薦を行った場合の効果をみるため，T-CSpan で得られた頻出医療指示シーケンシャルパターンのみを用いて推薦を行った場合との平均精度の比較を行った．比較結果を図 7.6 に示す．図 7.6 のグラフから，併合医療指示シーケンスを抽出し，分岐要因推定の結果を医療指示推薦に適用した場合の効果が出ていることがわかる．

7.4　実検査結果に基づく次の検査項目の推薦

7.4.1　検体検査項目推薦のアプローチ

検体検査項目の特徴

　医療指示の推薦だけでなく検体検査項目の推薦についても，同様に宮崎大学医学部附属病院の実電子カルテの検歴データを用いて実験を行った [89, 90]．検体検査項目の推薦の場合には，5.7 節で述べたように，検査項目が多く，項目ごとに検査結果の値をもち，さらに複数の検査項目を組み合わせて実施され

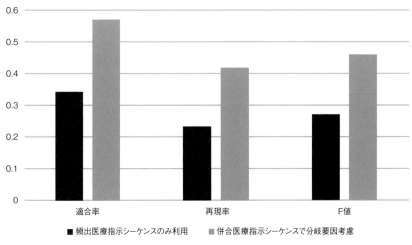

図 7.6 併合医療指示シーケンスでの分岐要因考慮の効果

るところが，医療指示のシーケンスとは異なる．

　実際に，宮崎大学医学部附属病院の電子カルテに残る検査項目は 1,474 種類もある．それらに，クラスタリングの手法 (5.7.1 項参照) を適用して，同時に実施される検査項目の組み合わせである検査タイプを抽出する．その後，検査タイプ中の検査項目のベクトルと検査結果のベクトルのシーケンスから，次の検査タイプを推薦する実験を行った．

　抽出される検査タイプの数は，適用するクラスタリング手法によって異なる．具体的には，5.7.1 項で紹介したクラスタリングの手法の中で，階層的手法のウォード法，非階層的手法の DBSCAN，ソフトクラスタリングの Additive Clustering 等を適用し，実験を行った．ここでは，その中で推薦結果が優れた密度ベースのクラスタリング手法である DBSCAN [131] を用いた場合の結果を報告する．なお，Additive Clustering に関しては，現時点では報告できるレベルの結果がまだ得られていない．

実験データセットと検査タイプ

　2015 年 1 月 1 日から 2018 年 4 月 20 日までに宮崎大学医学部附属病院で集められた電子カルテに残る検体検査の検歴データを実験対象とし，9,344 シー

ケンスをトレーニングセット，290 シーケンスをテストセットとして用いた．
対象データの情報を表 7.5 にまとめる．

表 **7.5**　検体検査推薦実験データセット

トレーニングセット中のシーケンス数	9,344
トレーニングセット中の検査項目数	42,099
テストセット中のシーケンス数	290
テストセット中の検査項目数	1,854
検査項目の種類（全体）	1,474

　このデータセットに対し，$eps = 1.42$，$minPts = 30$ として DBSCAN を適
用したところ，$type_0$ から $type_{58}$ の 59 種類の検査タイプにクラスタリングさ
れた．ここで，eps と $minPts$ は，DBSCAN のパラメタであり，距離 eps 以内
に，$minPts$ 個以上の点があるかによってコア点の判定をする．それらの検査
タイプのシーケンスに対してシーケンシャルパターンマイニングを行い，得ら
れた検査タイプのシーケンスのパターンに基づき推薦を行った．

7.4.2　検体項目推薦の具体例

推薦結果と実検査項目の違い

　推薦の具体例として，$type_{45} \rightarrow type_{34}$ の抽出ルールを適用した例を図 7.7
に示す．これは，手術前に行われる検体検査に対応するものである．1 番左の
列は推薦対象の検査タイプ ($type_{45}$) に含まれる検査項目，左から 3 番目の列は
適用するルールの条件部分 ($type_{45}$) の検査項目，左から 5 番目の列は適用する
ルールの推薦する検査タイプ ($type_{34}$) に含まれる検査項目，1 番右側の列はテ
ストセット中で実際に次に行われた検査項目を示している．

　また，推薦対象の検査タイプと条件部分の右側に H があるのは，検査結果が
基準値よりも高いことを示している．この例では CRE と TG が推薦対象も条
件も H で合致している．一方，図中で，グレーで示されている検査項目は，推
薦されているが，実際には実施されていない検査項目を表している．肺活量実
行値，安静時 HR 等がそれにあたる．

　別の推薦例として，$type_1 \rightarrow type_{29}$ の抽出ルールを適用した例を図 7.8 に示
す．この例は，集中治療室で行われる検査の例となっている．この例では，推

input		applied rule		recommend	correct
type45		45 to 34		type34	type34
Alb		Alb		肺活量実効値	
UN		UN		肺活量予測値	肺活量予測値
UA		UA		1回換気量実効値	1回換気量実効値
CRE	H	CRE	H	予備呼気量実効値	予備呼気量実効値
TB		TB		予備呼気量予測値	予備呼気量予測値
DB		DB		予備吸気量実効値	予備吸気量実効値
GLU		GLU		最大呼気量実効値	最大呼気量実効値
TC		TC		努力性肺活量実効値	努力性肺活量実効値
TG	H	TG	H	努力性肺活量予測値	努力性肺活量予測値
Na		Na		一秒量実効値	一秒量実効値
K		K		一秒量予測値	一秒量予測値
Cl		Cl		一秒率ゲンスラー実効値	一秒率ゲンスラー実効値
Ca		Ca		一秒率ゲンスラー予測値	一秒率ゲンスラー予測値
IP		IP		一秒率テフノー実効値	一秒率テフノー実効値
AST		AST		中間呼気流量実効値	中間呼気流量実効値
ALT		ALT		中間呼気流量予測値	中間呼気流量予測値
LD		LD		エアトラッピング指数実効値	エアトラッピング指数実効値
γGT		γGT		ピークフロー実効値	ピークフロー実効値
A／G比		A／G比		ピークフロー予測値	ピークフロー予測値
血清情報-乳ビ		血清情報-乳ビ		50%肺活量流量実効値	50%肺活量流量実効値
血清情報-溶血		血清情報-溶血		50%肺活量流量予測値	50%肺活量流量予測値
血清情報-ビリルビン		血清情報-ビリルビン		25%肺活量流量実効値	25%肺活量流量実効値
eGFR		eGFR		25%肺活量流量予測値	25%肺活量流量予測値
CRP		CRP		V50V25比実効値	V50V25比実効値
TP抗体定性		TP抗体定性		25%肺活量流量/身長実効値	25%肺活量流量/身長実効値
TP抗体半定量		TP抗体半定量		25%肺活量流量/身長予測値	25%肺活量流量/身長予測値
HBs抗原定性		HBs抗原定性		塵肺判定(%VC)投薬前	塵肺判定(%VC)投薬前
HBs抗原半定量		HBs抗原半定量		塵肺判定(FEV1%-G)投薬前	塵肺判定(FEV1%-G)投薬前
HCV抗体（定性）		HCV抗体（定性）		塵肺判定(V25/H)投薬前	塵肺判定(V25/H)投薬前
HCV抗体（定量）		HCV抗体（定量）		安静時HR	
				安静時RR	
				安静時PR	
				安静時QRS	
				安静時QRS軸	
				安静時QT	
				安静時Qtc	

図 7.7 検査タイプ（$Type_{45}$）に対する推薦例

input	applied rule	recommend	correct
type1	1 to 29	type29	type29
尿中レジオネラ抗原	尿中レジオネラ抗原	PCO2	PCO2
		PO2	PO2
		HCO3a	HCO3a
		TCO2	TCO2
		BE（VT）	BE（VT）
		SaO2	SaO2
		測定場所（静脈血）	測定場所（静脈血）
		Hct	Hct
		tHb	tHb
		FO2Hb	FO2Hb
		FCO2Hb	FCO2Hb
		FMetHb	FMetHb

図 **7.8**　検査タイプ（$Type_1$）に対する推薦例

薦した検査項目と全く同じ検査項目が実施されている.

　図 7.9 は, $type_{53} \rightarrow type_{53}$ という消化器系のルーチン的検査の例である. この場合, 図 7.7 や図 7.8 の場合と異なり, 推薦対象の検査タイプとルールの条件部分および検査結果が一部食い違っている. 1 番右側の列中でグレーで示されている検査項目は, 推薦されていないが, 実際には実施されている検査項目を表している.

検体項目推薦の評価

　表 7.5 のデータに関して, 医療指示推薦と同様に, 検査項目推薦のホールドアウト検証を行った. 9,344 件のトレーニングセットのシーケンスにおける 42,099 の検査項目に, DBSCAN によるクラスタリングを行い, 59 種類の検査タイプを抽出した. その検査タイプ間の推移ルールに対し, 290 件のテストセットのシーケンスを適用し, 推薦したものが実際に次に行われた検査とどの程度合致しているかの評価を行った. 59 種類の検査タイプごとの適合率 (Pt), 再現率 (Rt), F 値 (Ft) を, 図 7.10 に示す.

　図 7.10 から, 適合率, 再現率が 100％になる検査タイプがある一方, どちらも 0％の検査タイプもあることがわかる. これは, 推薦に適する検査タイプと,

nput		applied rule		recommend	correct
type53		53 to 53		type 53	type53
CRE	L	CRE			CRE
TB		TB			TB
DB					DB
GLU	H				GLU
Na	L	Na			Na
K		K			K
Cl	L	Cl			Cl
AST	H	AST	H		AST
ALT	H	ALT	H		ALT
LD	H	LD			LD
γ GT		γ GT			γ GT
ALP		ALP		H	ALP
		CK			血清情報-乳ビ
血清情報-乳ビ		血清情報-乳ビ			血清情報-溶血
血清情報-溶血		血清情報-溶血			血清情報-ビリルビン
血清情報-ビリルビン		血清情報-ビリルビン			CRP
CRP	H	CRP	H	WBC	WBC
WBC	H	WBC	H	RBC	RBC
RBC	L	RBC	L	Hb	Hb
Hb	L	Hb	L	Ht	Ht
Ht	L	Ht	L	MCV	MCV
MCV		MCV		MCH	MCH
MCH		MCH		MCHC	MCHC
MCHC		MCHC		RDW	RDW
RDW	H	RDW		血小板数	血小板数
血小板数	H	血小板数		平均血小板容積	平均血小板容積
平均血小板容積		平均血小板容積	L	血小板クリット	血小板クリット
血小板クリット		血小板クリット		血小板分布幅	血小板分布幅
血小板分布幅		血小板分布幅			

図 7.9 検査タイプ（$Type_{53}$）に対する推薦例

適さない検査タイプがあることを意味している．すなわち，ある検査タイプの次に行う検査タイプのパターンが固定的なものと，次に行う検査タイプのパターンの振れ幅が大きいものがある．また，$type_1$ と $type_{58}$ は，42,099 件のデータのうち，$type_1$ が 15,802 件，$type_{58}$ が 10,805 件を含み，全体の 63%を占めており，「その他」の項目が集まってしまっている．

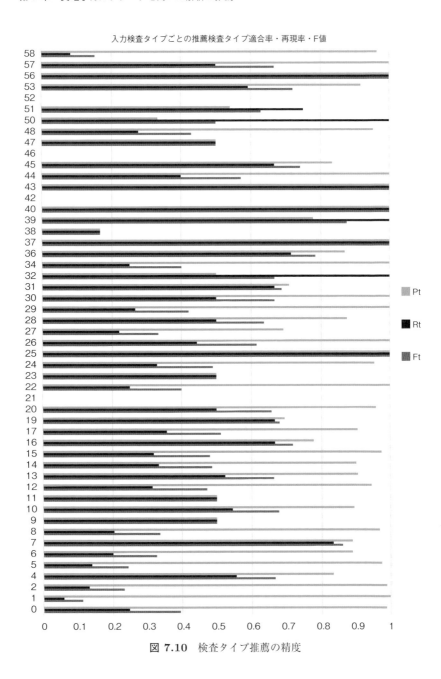

図 7.10　検査タイプ推薦の精度

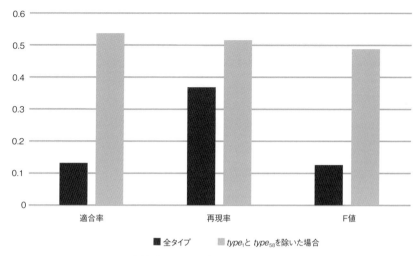

図 **7.11** 推薦検査タイプが適合した場合の推薦項目の精度

　次に，推薦する検査タイプが適合した場合の検査項目の推薦の評価を試みた．つまり，図 7.7 や図 7.9 の薄いグレーの部分を評価した．全検査タイプにおいて推薦検査タイプが適合した場合の，推薦項目の適合率，再現率，F 値を図 7.11 に示す．上述したように，$type_1$ と $type_{58}$ に関しては，「その他」の項目が集まっていることから，それらを除いた場合の適合率，再現率，F 値も示す．$type_1$ と $type_{58}$ を除くことで精度が大きく改善していることがわかる．

7.5 実電子カルテによる検証の展開

これまでの取り組みの改善とさらなる展開

　ここまで，実際の電子カルテデータを用いて，頻出医療指示シーケンスの抽出やそのバリアントの検出，可視化，さらに医療指示推薦の実験，あるいは検体検査タイプ解析に基づく検体検査項目の推薦の実験について報告してきた．これらに関しては，まだ解析を始めたところで，対象としている療法もまだほんの僅かであり，さらに対象の疾病を増やして精度の改善を行う必要がある．

　また，カルテが電子化され入院時の情報と外来時の情報を一律に扱うことが

可能になったことを受けて，外来患者のシーケンスの扱いにもさらなる工夫が必要である．7.2 節では，RFA と肝切除術を解析対象の療法として挙げたが，外来患者のシーケンスの扱いの問題で，まだ解析が進んでいないことを述べた．この RFA と肝切除は，肝臓癌に対する治療オプションとしての解析対象という位置づけで選択した．しかし，入院時にはすでにどちらの治療を選択するかはほぼ決まっているため，外来時の検査情報や診療情報との関係が重要となる．しかし，何度も入院を繰り返している場合や，ほかの病院からの紹介で転院してきた患者の場合など，追加の情報が求められている．今後もさらに実験を続けていく予定である．

　また，電子カルテの中の医療指示と検体検査情報やテキスト情報との組み合わせや，医用画像解析結果との組み合わせによる展開も必要である．RFA と肝切除術の例でも，入院時の状況や紹介に関するテキスト情報や，画像診断の結果に関する診断の記述が，治療オプションの判断には必要となると想定している．

　このほか，1 つの医療機関の電子カルテデータだけでなく，医療機関をまたいだ電子カルテの解析の展開も考えられる．

7.5.1　医療指示列と各種情報の組み合わせ

検査結果・テキスト・画像診断情報のシーケンス解析への適用

　7.2 節では，実際の電子カルテ中の医療指示の情報を用いた頻出シーケンシャルパターンとそのバリアントの可視化の実験，7.3 節では，その解析に基づく医療指示の推薦の実験，7.4 節では，検体検査項目の推薦の実験について報告してきたが，医療指示と検体検査項目は独立に扱っていた．医療指示推薦の中では，体温，血圧といった一部の検査情報は扱っていたが，対象患者の検体検査項目を医療指示解析に使ってこなかった．その理由は，検体検査項目が多く，そのままでは推薦の際に利用するバリアントの要因分析に使えないためである．しかし，実際の医療指示の推薦には，検体検査タイプの結果の利用は重要であり，今後は医療指示の推薦と検体検査タイプを利用する方法を明らかにしていく．

　また，電子カルテの中に含まれる診断記録や看護記録といったテキスト情報

を組み合わせていくことも重要である. テキストに関しても, テキストマイニングで独立に扱われているが, 医療指示のシーケンス解析と組み合わせることで, 医療指示推薦だけでなく, 様々な医療の支援につなげられるものと思われる. 医用画像も別扱いとしてきたが, 画像診断報告書のようなテキストデータの部分の情報を扱うことが考えられる. また, 直接医用画像解析の結果とつなげられるようになると, さらに可能性は広がる.

7.5.2 医療機関間の比較

多医療機関データの利用

今後は, 4.4.5項で紹介した「千年カルテプロジェクト」に参加する複数の医療機関の電子カルテデータを用いて, 実験を行っていく予定である. 同一の疾病に対する同様の処置であっても, 医療機関によって医療指示の種類や順番が異なることが予想でき, その具体的な差や, その差によって生じる入院期間の違い等に関する情報が得られることの効果は大きいと予測している. そのような差を示す場合には, 医療シーケンスのバリアント解析で用いた技術や可視化の技術が適用可能であるが, 医療機関を区別するための工夫が必要となる.

一方, 「千年カルテプロジェクト」の多医療機関のデータを利用する際には, データ解析の環境が変わる. これまでは7.1節で述べたように, 対象の電子カルテデータを宮崎大学医学部附属病院内で匿名化してから, 担当者が物理的手段で搬送し, 研究室内の施錠された部屋で利用者を限定したサーバを用いて解析を行ってきた. しかし, 「千年カルテプロジェクト」では, データはLDI(一般社団法人ライフデータイニシアティブ)のセキュリティルームから一切持ち出すことはできず, セキュリティルームの入室可能者もLDIメンバーに限定される. つまり, LDIが保持する医療情報基盤上のみで, LDIのメンバーによって解析を行う必要がある.

そのためには, 実行環境としてDockerによるコンテナ型仮想化環境を利用することを想定している. 研究室において必要な実験が行える環境としてDockerのコンテナを構築し, セキュリティルーム内でLDIメンバーにその実行を依頼し, 実行の結果として得られた解析結果のみを安全な方法で搬送して

もらう予定である．もちろん，実行の前には，プライバシー保護およびセキュリティ確保のために，LDI メンバーによるコンテナのセキュリティチェックを受ける必要がある．将来的には，プライバシー保護とセキュリティを担保しながら，より実験がしやすい環境が整うことを期待したい．

第8章
課題と今後の展望

私は未来のことは考えたことがない．すぐに現実になるからだ．
———アルベルト・アインシュタイン[1]

　ここまで，医療現場で役立つ知識を抽出し，医療の質の向上や医療従事者の負担の軽減などの支援を目指すアプローチとして，電子カルテに記載された情報を中心に解析方法および活用方法について解説してきた．また，実際の電子カルテデータを用いた解析・活用の実験とその結果を報告し，その展開の可能性についても述べた．本章では，さらに医療・健康・介護に関する情報の利用が加速することを期待し，より広い観点から，現在の課題点と今後の展望を述べる．身の回りの様々な技術の進歩は早く，ここに挙げる課題点もすぐに解決されるのではないかと期待している．

8.1　電子カルテと生理計測データの連携

医療機関外データの活用

　第5章の解析手法や，第6章の活用手法，第7章の実験報告では，電子カルテを中心に述べてきたが，医療・健康・介護に関する情報としては，1.8節で述べたような生理計測データの重要性も増している．IoT機能が付いてIoMTとしてネットワーク経由で情報の収集が可能となる，高機能な体重計や血圧計，脈拍計等が入手可能となっている．それらの医療機関外の施設や家庭等で計測さ

---

[1] アルベルト・アインシュタイン (Albert Einstein) は，ドイツ生まれのノーベル物理学賞を受賞した理論物理学者．この一節は，Oxford Essential Quotation [155] によると，1930 年 12 月のベルゲンランド号でアインシュタインがインタビューに答えたときの言葉となっている．

れるデータを活用することで，医療・健康・介護にかかわる支援が可能となる．

　電子カルテは，1.2 節で述べたように，英語では Electronic Medical Record (EMR) と記されるが，生理計測データも含めた健康に関する情報ということで，**電子健康記録 (EHR: Electronic Health Record)** という呼び方をすることもある (1.8 節参照)．あるいは，生理計測データのことを**個人健康記録 (PHR：Personal Health Record)** という呼び方をすることもある．

　医療支援の観点から見た場合，電子カルテだけでなく，普段の生活の中で取得される生理計測データと組み合わせることが，様々な場面で求められるようになっている．例えば，感染症の対応，アラート機能，個人健康管理における生理計測データの活用が考えられる．一方，生理計測データには，収集方法等に関する課題もある．以下，連携による効果と課題に関して述べる．

8.1.1　連携による効果

感染症対策での効果

　本書を執筆している時点では，新型コロナウイルス感染症 (COVID-19) が蔓延し，社会生活に大きな影響を与えている．COVID-19 のような新興感染症の場合，医療機関を受信する前の生理計測データが重要となる．発症後のデータだけでなく，発症前の普段の生理計測データと，医療機関を訪れてからの情報を組み合わせることが，患者の治療だけでなく，新興感染症に関する知識を獲得するうえでも有益である．

　例えば，何日前に，何日間発熱があったのか，あるいはそのときの血圧はどうだったのか，体重の変化はあるのか，などの情報をシーケンスとして解析することが考えられる．そのような解析により，新興感染症を早期に発見する方法を明らかにし，発症のパターンと重症度との関係を示すようなことも想定できる．

　さらに，COVID-19 の場合には，軽症者が自宅やホテルで待機している間に悪化してしまうことがある．その対策として，血液中の酸素濃度を計測するための小型の**パルスオキシメータ**の配布が行われた．パルスオキシメータも IoMT として，医療機関と連携してデータを管理することで，電子カルテシス

テムと組み合わせた解析の対象となる．診断時の情報と，待機時のパルスオキシメータや体温等のシーケンスを組み合わせて解析することで，待機時の悪化の早期発見や，悪化しやすいパターンの抽出等の可能性が期待できる．

アラート機能としての効果

感染症だけでなく慢性疾患や既往症等の対策においても，普段の生活の中で得られる生理計測データを電子カルテと連携させることが重要である．特に，高齢者の介護現場で，対象者の慢性疾患や既往症を前提としながら，生理計測データを観測することが求められる．電子カルテにある情報と組み合わせて，生理計測データのシーケンスを解析することで，場合によっては通院，あるいは入院のアラートを出すことも可能となる．

例えば，慢性疾患や既往症をもつ患者の生理計測データの推移情報と，その後の通院あるいは入院のパターンをシーケンス解析の対象として頻出パターンを抽出しておくことが考えられる．その頻出パターンに対して，同じ慢性疾患や既往症をもつ患者の生理計測データのパターンが途中まで一致する場合には，早期の通院や入院を促すことができる．上記の感染症におけるパルスオキシメータや体温のパターンの扱いもアラートといえる．

個人健康管理における効果

さらに，感染症や慢性疾患等の疾病を前提としない個人の健康管理においても，多数の生理計測データの解析は有益である．健康志向の高まりから，生理計測データを IoMT 機器で手軽に取得できるようになってきているが，現状は個々の管理にとどまっている．つまり，個人が自分の生理計測データのみから，状態を判断している．

多数の生理計測データの推移を体系的に解析し，さらに電子カルテにある何らかの疾患の発症前の生理計測データの推移パターンと突き合わせることで，個人の判断だけでなく，大局的な健康状態の判断を行うことができるようになることが期待される．

8.1.2　生理計測データの連携における課題

収集方法に関する課題

　一方，電子カルテと生理計測データを連携させるうえで，一番大きな課題は，生理計測データの収集方法である．まず，収集のための規格やフォーマットを統一する必要がある．また，医療機関のように組織化されていない一般の利用者からどのように信頼できるデータを収集するかということは，まだ確定できていない．

　生理計測データとしては，体温，体重，血圧，脈拍，血中酸素濃度や，心電図情報等，様々なデータがあり，ベンダーも様々である．生理計測データを収集するための統一的な規格を定めるとともに，医療機関間のデータ交換用のMML や HL7 FHIR (1.2 節参照) のようなフォーマットを定める必要がある．HL7 FHIR では，スマートフォンから医療情報を確認できるような想定はされているが，IoMT のデータを集めることまではまだ想定されていない．

　規格が定まったとしても，次にデータをどのように，どこに集めるのかについても決める必要がある．各人が掛かりつけの病院に送るのか，保健所のような自治体が定めた機関に送るのか，どのような頻度で送るのか，なども決める必要がある．利用者側の情報基盤の前提も課題である．スマートフォンをもつ比率が増えていることから，「LINE」のようなアプリケーションを用いる方法等も提案されている．

収集データの信頼性担保

　また，収集する生理計測データの信頼性を担保することも重要である．故障や外部からの攻撃に耐えられるようにするためには，3.6.4 項で述べた，ブロックチェーン技術の利用が考えられる．ブロックチェーンはビットコインのような仮想通貨のために提案された分散データベースの技術であり，複製を分散させることでデータの改竄や消失を防ぐ機能もつため，生理計測データを収集する際にも適用できる．

　しかし，ブロックチェーンでは匿名化はされているが，仮想通貨としての正当性を示すことが前提となっているため，プライバシー保護の面には課題があ

る．そのため，ブロックチェーンには 3.5.1 項で述べた暗号化の技術との組み合わせが求められる．その際，生理計測データを電子カルテデータと同様に解析の対象とするためには，特定の解析者には内容が伝わるような暗号化が必要となる．暗号鍵の共有は，権限失効（リボケーション）による再暗号化の問題もあり，好ましくない．このため，3.6.4 項で述べたような，個人の公開鍵で暗号化し，許可された解析者だけが復号可能なプロキシ再暗号化の利用等を想定する必要がある．

　個人で取得する各種の生理計測データに対して，公開鍵を用いてブロックチェーン技術で，実際に前述した収集先に送付するかは大きな課題である．公開鍵に関しては，マイナンバーカードのような公開鍵暗号基盤 (PKI: Public Key Infrastructure) を用いた，スマートフォンのアプリケーションの開発等が望まれる．

8.2　解析・活用手法のさらなる発展

医用画像解析との結び付け

　EMR，EHR 以外の医療情報と電子カルテデータの連携も重要である．4.4.3 項の医用画像の解析の状況の説明において，医用画像の解析が進んでいることを述べた．また，医用画像データのやり取りに対しては，1.4 節で紹介した DICOM (Digital Imaging and Communications in Medicine) [14] が用いられている．しかし，医用画像の解析結果と電子カルテの解析結果はまだ結び付けられていない．

　医用画像の解析結果に関して，電子カルテ中にテキスト等で画像診断報告のような記載があれば，電子カルテの解析と組み合わせて，医用画像に関する情報の解析が可能になる．しかし，現状では必ずしも医用画像の解析結果の情報が電子カルテに反映されているとはいえない．有益な解析や活用が可能になる反映の方法を検討することから始める必要がある．

医療指示と検体検査の結び付け

　また，すでに電子カルテの中にある情報についても，例えば医療指示と検体

検査の結果の，より密な結びつけを検討する必要がある．現状では，頻出医療指示シーケンスのバリアント分岐の要因分析において，検査データの一部を用いてはいるが，より網羅的な利用が望まれる．あるいは，検体検査の解析において，検査タイプを求めて検査項目ベクトルと検査結果ベクトルのシーケンスから次の検査タイプを予測し，推薦を行う手法も提案しているが，検査タイプと医療指示シーケンスの結びつけは，まだ十分に行われていない．

　今後は，医用画像解析の結果や，検体検査の検査タイプと，医療指示との結びつけだけでなく，より多くの内容に関しても医療情報の解析と活用の発展に向けて取り組んでいくことが重要である．

8.3　医療機関連携による解析と活用

8.3.1　国内医療機関連携

電子カルテ採択機関増とその連携

　第 4 章の電子化をめぐる状況のなかで述べたように，日本におけるカルテの電子化はまだ十分とはいえない．電子カルテデータの二次利用による医療支援が今後さらに進むためには，医療機関における電子カルテの採択が増加することが重要である．第 2 章で挙げた電子化のメリットに対する認識が広がり，電子カルテの採用促進につながることを期待したい．そのために本書が，少しでも貢献できればと願っている．

　多くの医療機関で電子カルテの採用が増えると同時に，4.4.5 項で紹介した「千年カルテプロジェクト」が目指しているような，医療機関間の連携による解析と活用が進むことで，その効果はさらに大きくなり，連携医療機関が増えることで，電子カルテデータの量もさらに多くなる．第 5 章で紹介した電子カルテの解析の手法や，第 6 章で述べた電子カルテデータに基づく医療支援のアプローチは，対象のデータが増えるほど，その精度は向上していく．また，医療機関による差異が明確になることで，個別の機関内にとどまらない医療の質の向上にもつながるだろう．

連携による解析の現状と今後

現状では医療機関間の差異の解析にはまだ至っていないが，1.2 節で紹介したように，医療機関間でデータを交換し合うデータフォーマットである MML や HL7 の策定は進んでいる．4.4.5 項で述べたように，「千年カルテプロジェクト」の参画医療機関は，2021 年 5 月時点で 106 機関となっているが，実際のデータ解析はこれからである．

保険診療での医療報酬の明細書であるレセプトも電子化が進み，4.3 節で述べたようにすでに導入率は高く，「レセプト情報・特定健康診断等情報データベース (NDB)」の悉皆データを基にした解析も進んでいる．ただし，レセプトは報酬に対応した明細の記録であり，患者の症状や検査結果等の情報は含まないため，地方自治体単位の集計等の大局的な解析には有用であるが，医療機関間の比較による医療行為の改善には直接結びつかない．電子レセプト同様に，電子カルテデータの導入が進むことが望まれる．

8.3.2 海外医療機関連携

障壁を乗り越えた連携への期待

さらに，「千年カルテプロジェクト」にしても，NDB にしても，対象は国内の医療機関であるが，今後は海外の医療機関との連携も重要となる．特に，今回の COVID-19 のような新興感染症のパンデミックに対しては，国際的な連携により医療支援を行うことが求められる．

医療・健康・介護情報の解析結果の共有は，地球規模での医療レベルの向上や改善につながる可能性がある．海外での電子カルテの導入は進んでおり，連携のための取り組みも行われている．そのようななかで，記述に用いている言葉の壁や，国ごとの医療制度の違いによる差異を吸収することが必要となってくる．

医療機関間のデータ共有の国際的な標準化としては，4.3.3 項で紹介したように，米国を中心に HL7 (Health Level Seven)[13] におけるテキストベースの V2，XML ベースの V3，CDA (Clinical Document Architecture)，Web 用の FHIR (Fast Healthcare Interoperability Resources) が策定されている．ま

た，医用画像情報の共有のために，1.4 節で紹介した DICOM (Digital Imaging and Communications in Medicine) がある．それらにより，国際的なデータ共有が進むことが期待されるが，その共有されたデータの解析等の二次利用はこれからである．

　医療情報システム間の相互接続性を推進する国際的なプロジェクトとして，4.3.3 項で紹介した IHE (Integrating the Healthcare Enterprise) がある．IHE では，患者 ID の相互参照管理のための PIX (Patient Identifier Cross-reference) / PDQ (Patient Demographics Query) の仕様や，医療情報共有のための XDS (Cross Enterprise Document Sharing) の規格，セキュリティの監査，ログの記録，アクセス制御等の仕組みに関する ATNA (Audit Trail and Node Authentication) といった規格が策定されている [14]．そのような取り組みによって，国際的な二次利用の展開が進むことが期待されている．

　医療・健康・介護情報の二次利用においては，データの共有とともに，用語の統一も重要となる．疾病分類については，6.3.1 項で紹介した ICD10 (International Code of Disease version 10) 等の国際的な用語集も国際的連携には有用である．用語だけでなく言語の壁を超えるためには，自動翻訳技術を取り入れたデータ連携等も必要となってくる．あわせて 5.3 節で紹介したテキストマイニングにおける固有表現抽出と，その関係抽出結果を利用することも考えられる．

　さらに，国際的な医療情報の二次利用をする場合，データを連携するだけでは不十分であり，3.2.2 項で述べたように，国や地域により異なるプライバシー保護の指針や規則への対応として，OECD8 原則を遵守する必要がある．また，EU の 一般データ保護規則 (GDPR: General Data Protection Regulation) のように域外へのデータの移転に厳しい要件が既定されている場合もあるため，どのように連携を進めていくかも大きな課題である．

　今後，上記のような様々な課題が解決され，医療・健康・介護情報の解析による地球規模での医療支援が進展することを期待したい．

参考文献

[1] 杉田玄白／全訳注片桐一男.「蘭学事始」. 講談社, 2000.

[2] 杉田玄白／菊池寛.「蘭学事始」. ゴマブックス, 2016.

[3] 診療分野の情報化の現状.
https://www.mhlw.go.jp/stf/seisakunitsuite/bunya/kenkou_iryou/iryou/johoka/index.html.

[4] 吉原博幸. 千年カルテプロジェクト：本格的日本版 EHR と医療データの 2 次利用に向けて. 情報管理, Vol. 60, No. 11, pp. 767–778, 2018.

[5] 電子カルテシステム IZANAMI.
http://www.corecreate.com/02_01_izanami.html.

[6] Norman Macrae. John Von NEUMANN (邦題「フォン・ノイマンの生涯」, 渡辺正、芦田みどり訳). 朝日選書, 1998.

[7] 津村宏, 中村雅彦 (編集). 医療事務職のための電子カルテ入門 改訂第 2 版. ぱーそん書房, 2019.

[8] e-gov 医師法.
https://elaws.e-gov.go.jp/document?lawid=323AC0000000201.

[9] e-gov 医師法施行規則.
https://elaws.e-gov.go.jp/document?lawid=323M40000100047.

[10] 里村洋一 (編著). 電子カルテが医療を変える. 日経 BP 社, 2003.

[11] 串間宗夫, 田之上光一, 荒木賢二, 鈴木斎王, 荒木早苗, 仁鎌照絵, 山﨑友義. 電子カルテテキストデータに関する一考察. 人工知能学会インタラクティブ情報アクセスと可視化マイニング研究会 (第 1 回) SIG-AM-01-05, Vol. SIG-AM, No. 01-05, 2005.

[12] MedXML コンソーシアム. http://www.medxml.net/.

[13] Health Level Seven International. https://www.hl7.org/.

[14] 一般社団法人保険医療福祉情報システム工業会 JAHIS 編. 医療情報システム入門 2020. 社会保険研究所, 2020.

[15] 宮澤幸久 (総監修), 古川 泰司 (監修), 日本臨床検査医学会 (編集協力) 米山彰子 (監修). 最新 検査・画像診断事典 2020-21 年版: 保険請求・適応疾患がすべ

てわかる. 医学通信社, 2020.

[16] 日本画像医療システム工業会. http://www.jira-net.or.jp/.

[17] 一般社団法人日本画像医療システム工業会 dicom 規格書. https://www.jira-net.or.jp/dicom/.

[18] Geert Litjens, Thijs Kooi, Babak Ehteshami Bejnordi, Arnaud Arindra Adiyoso Setio, Francesco Ciompi, Mohsen Ghafoorian, Jeroen Awm Van Der Laak, Bram Van Ginneken, and Clara I Sánchez. A survey on deep learning in medical image analysis. *Medical image analysis*, Vol. 42, pp. 60–88, 2017.

[19] ゲノム医療実現推進協議会 平成 29 年度報告. https://www.kantei.go.jp/jp/singi/kenkouiryou/genome/pdf/h29_houkoku. pdf.

[20] 日本クリニカルパス学会. http://www.jscp.gr.jp/.

[21] 社会保険診療報酬支払基金：電子レセプトの作成. https://www.ssk.or.jp/seikyushiharai/rezept/iryokikan/iryokikan_02.html.

[22] DPC Web 辞書：診断群分類の解説. http://bone.jp/dpc/.

[23] レセプト情報・特定健診等情報の提供に関するホームページ. https://www.mhlw.go.jp/stf/seisakunitsuite/bunya/kenkou_iryou/ iryouhoken/reseputo/index.html.

[24] Hans Rosling, Ola Rosling, and Anna Rosling Rounlund. FACTFULNESS (邦題：「ファクトフルネス」, 上杉周作, 関美和訳). 日経 BP 社, 2019.

[25] Donald C Gause and Gereal M Weinberg. ARE YOUR LIGHTS ON? How to figure out what the problem really is, (邦題：「ライト、ついてますか ―問題発見の人間学」, 木村泉訳). 共立出版, 1987.

[26] 医療情報システムの安全管理に関するガイドライン. https://www.mhlw.go.jp/shingi/2009/03/dl/s0301-6b.pdf.

[27] 診療録等の電子媒体による保存について. https://www.mhlw.go.jp/www1/houdou/1104/h0423-1_10.html.

[28] e-gov 個人情報の保護に関する法律. https://elaws.e-gov.go.jp/document?lawid=415AC0000000057.

[29] 個人情報保護委員会. https://www.ppc.go.jp/index.html.

[30] OECD8 原則と個人情報取扱事業者の義務規定の対応. http://www.kantei.go.jp/jp/it/privacy/houseika/hourituan/pdfs/03.pdf.

[31] 次世代医療基盤法について. https://www.mhlw.go.jp/content/10601000/000406831.pdf.

[32] Life Data Initiative. https://www.ldi.or.jp/.

[33] 次世代医療基盤法に基づく匿名加工認定事業者連絡協議会の設立. https://cb02b975-2561-4add-8947-44d78e0d3a52.filesusr.com/ugd/

686720_a3c4af515c9b4ed6afcf50bba05a40d8.pdf.

[34] D. A Patterson, G. Gibson, and R. H. Katz. A Case for Redundat Arrays of Inexpensive Disks (RAID). In *Proc. of ACM SIGMOD Conference*, pp. 109–116, Jun 1988.

[35] Haruo Yokota and Yasuyuki Mimatsu. A Scalable Disk System with Data Reconstruction Functions. In *Input/Output in Parallel and Distributed Computer Systems*, Vol. Chapter 16. Kluwer Academic Publishers, 1986.

[36] Alexander Thomasian and Mario Blaum. Higher Reliability Redundant Disk Arrays: Organization, Operation, and Coding. *ACM Transactions on Storage (TOS)*, Vol. 5, No. 3, pp. 1–59, 2009.

[37] Kevin Kenan. *Mastering Blockchain: Distributed ledger technology, decentralization, and smart contracts explained 2nd Edition*. Packt Publishing, 2018.

[38] Nataraj Venkataramanan and Ashwin Shiram. *Data Privacy: Principles and Practice*. CRC Press, 2017.

[39] Christof Paar and Jan Pelzl. *Understanding cryptography: a textbook for students and practitioners*. Springer, 2009.

[40] Pierangela Samarati and Latanya Sweeney. Generalizing data to provide anonymity when disclosing information. Vol. 98, No. 10.1145, pp. 275487–275508, 1998.

[41] Cynthia Dwork and Aaron Roth. *The Algorithmic Foundations of Differential Privacy*. Now Pub, 2014.

[42] Hieu Hanh Le, Muneo Kushima, Kenji Araki, and Haruo Yokota. Differentially Private Sequential Pattern Mining considering Time Interval for Electronic Medical Record Systems. In *Proceeding of the 23rd International Database Engineering & Applications Symposium (IDEAS2019)*, pp. 95–103, 2019.

[43] Erik Riedel, Mahesh Kallahalla, and Ram Swaminathan. A framework for evaluating storage system security. In *FAST '02: Proceedings of the 1st USENIX Conference on File and Storage Technologies*, pp. 15–30, 2002.

[44] Kevin Kenan. *Cryptography in the Database: The Last Line of Defense*. Addison-Wesley Professional, 2005.

[45] Johannes A. Buchmann, Evangelos Karatsiolis, and Alexander Wiesmaier. *Introduction to Public Key Infrastructures*. Springer, 2013.

[46] 児玉快, 横田治夫. データやユーザの効率的な追加・削除が可能な秘匿情報アクセス手法. In *DEIM Forum 2015*, pp. G2–1, 2015.

[47] 平田拓三, 宮沢駿輔, Hieu Hanh Le, 横田治夫. プロキシ再暗号化と検索タグを用いた範囲クエリ可能な秘匿情報の耐結託共有手法. In *DEIM Forum 2018*,

pp. F7–4, 2018.

[48] 萱原正彬, 本田祐一, 山田達大, Le Hieu Hanh, 串間宗夫, 小川泰右, 松尾亮輔, 山﨑友義, 荒木賢二, 横田治夫. ブロックチェーンとプロキシ再暗号化を用いた共有範囲設定可能な医療情報管理. In *DEIM Forum 2019*, 2019.

[49] 淺野将希, Hieu Hanh Le, 横田治夫. 暗号化された情報の大小比較可能な検索処理の Trie 型分岐構造管理による高速化手法. In *DEIM Forum 2020*, pp. E1–4, 2020.

[50] M. Blaze, G. Bleumer, and M. Strauss. Divertible protocols and atomic proxy cryptography. In *Proceedings of Euro-crypt 1998*, Vol. 1403, pp. 127–144, 1998.

[51] IBM, Fully Homomorphic Encryption (FHE). https://fhe-website.mybluemix.net/.

[52] K. Lewi and D. J. Wu. Order-revealing encryption: New constructions, applications, and lower bounds. In *Proceedings of the 2016 ACM SIGSAC Conference on Computer and Communications Security*, pp. 1167–1178, 2016.

[53] Standardized Structured Medical Information eXchange. http://www.ss-mix.org/.

[54] Gardner and Stephen R. Building the data warehouse. *Communications of the ACM*, Vol. 41, No. 9, pp. 52–60, 1998.

[55] Adi Shamir. How to share a secret. *Communications of the ACM*, Vol. 22, No. 11, pp. 612–613, 1979.

[56] 萱原正彬, Le Hieu Hanh, 横田治夫. ブロックチェーン上データ解析用オフチェーン DB の改ざん検知と解析結果保証. In *DEIM Forum 2021*, pp. B6–5, 2020.

[57] Richard P. Feynman with Ralph Leighton. Surely You're Joking, Mr. Feynman!（邦題：「ご冗談でしょ、ファインマンさん」I ―ノーベル賞物理学者の自伝, 大貫昌子訳）岩波書店, 1986.

[58] 九州医事研究会ニュース：H27 年度電子カルテ導入率／オーダリング／ PACS 等. https://qmir.wordpress.com/2015/11/21/ehr2015/.

[59] 九州医事研究会ニュース：2020 年まで電子カルテ化達成率. https://qmir.wordpress.com/2018/12/28/2020 年まで電子カルテ化達成率（予定含）. 滋賀県 84-2/.

[60] OECD 医療の質レビュー日本：スタンダードの引き上げ 評価と提言 (OECD Reviews of Health Care Quality: Japan, Raising Standards, Assesment and recommendations). https://www.oecd.org/els/health-systems/ reviewofhealthcarequalityjapan_executivesummary.pdf.

[61] 岸田伸幸. 医療保障制度と医療情報ネットワーク化の状況の国際比較. *海外社会*

保障研究, Vol. Winter2011, No. 177, pp. 65–76, 2011.

[62] 九州医事研究会ブログ：日本の電子カルテ導入率 H28 年 42.5%（一般病院）400 床以上 79.8%.
https://kanrisi.wordpress.com/2013/02/06/ehr-mu/.

[63] レセプト請求形態別の請求状況 (社会保険診療報酬支払基金).
https://www.ssk.or.jp/tokeijoho/tokeijoho_rezept/index.html.

[64] Peter B. Jensen, Lars J Jensen, and Soren Bruank. Mining Electronic Health Records: Towards Better Research Applications and Clinical Care. *Nature Review*, Vol. 13, No. June, pp. 395–405, 2012.

[65] 武田理宏, 真鍋史朗, 村松泰志. 解説特集：医療ビックデータの可能性と現状の取り組み：電子カルテデータ二次利用の現状と課題. 生体医工学, Vol. 55, No. 4, pp. 151–158, 2017.

[66] Luis Pereira, Rui Rijo, Catarina Silva, and Ricardo Martinho. Text Mining Applied to Electronic Medical Records: A Literature Review. *International Journal of E-Health and Medical Communication*, Vol. 6, No. 3, pp. 1–18, 2015.

[67] Wencheng Sun, Zhiping Cai, Yangyang Li, Feng Liu, Shengqun Fang, and Guoyan Wang. Data Processing and Text mining Technologies on Electronic Medical Records: A Review. *Journal of Healthcare Engineering*, Vol. 2018, No. 4302425, 2018.

[68] 土井, 嶋田, 高崎, 鈴木, 藤田, 田村, 高林. 複数病院間でのテキストマイニングによる DPC 判定の試み. 第 13 回日本医療情報学会春季学術大会, 2009.

[69] 高間康史, 阿部美里. テキストデータマイニング統合環境を利用した看護記録からの専門用語辞書作成支援ツールの提案. 人工知能学会全国大会論文誌, Vol. 3B3-NFC-01b-1, , 2013.

[70] 高間康史, 串間宗夫, 砂山渡. Tetdm を用いた電子カルテ分析支援ツールの開発と実カルテ分析での検証. *JSAI2015*, Vol. 30, No. 1, 2015.

[71] 村松洋, 渡部勇, 大崎千恵子, 小塚和人. 看護記録のテキストマイニング. 情報処理学会データベース, Vol. 3, No. 3, pp. 112–122, 2010.

[72] 鬼村直弥, 山下貴範, 中島直樹, 副島秀久, 廣川佐千男. 診療活動を記録するためのテンプレートグラフ. 電子情報通信学会技術報告 (信学技報), IEICE Technical Report, pp. NLC2017–15, 2017.

[73] Filip Caron, Jan Vanthienen, and Bart Baesens. Healthcare Analytics: Examining the Diagnosis-Treatment Cycle. *Procedia Technology*, Vol. 9, pp. 996–1004, 2013.

[74] Marcella Rovani, Fabrizo M. Maggi, Massimiliano de Lenoi, and Wil M.P. van der Aalst. Declarative process mining in healthcare. *Expert Systems with Applications*, Vol. 42, pp. 9236–9251, 2015.

[75] Chonghui Guo and Jingfeng Chen. Big Data Analytics in Healthcare: Data-Driven Methods for Typical Treatment Pattern Mining. *Journal of Systems Science and System Engineering*, Vol. 28, No. 6, pp. 694–714, 2019.

[76] Aileen P Wright, Adam T Wright, Allison B McCoy, and Dean F Sittig. The use of sequential pattern mining to predict next prescribed medications. *Journal of biomedical informatics*, Vol. 53, pp. 73–80, 2015.

[77] Shoji Hirano and Shusaku Tsumoto. Mining typical order sequences from ehr for building clinical pathways. In *Pacific-Asia Conference on Knowledge Discovery and Data Mining*, pp. 39–49, 2014.

[78] 牧原健太郎, 荒堀喜貴, 渡辺陽介, 串間宗夫, 荒木賢二, 横田治夫. 電子カルテシステムの操作ログデータの時系列分析による頻出シーケンスの抽出. In *DEIM Forum 2014*, pp. F6–2, 2014.

[79] Yen-Liang Chen, Mei-Ching Chiang, and Ming-Tat Ko. Discovering time-interval sequential patterns in sequence databases. *Expert Systems with Applications*, Vol. 25, No. 3, pp. 343–354, 2003.

[80] Debprakash Patnaik, Patrick Butler, Naren Ramakrishnan, Laxmi Parida, Benjamin J Keller, and David A Hanauer. Experiences with mining temporal event sequences from electronic medical records: initial successes and some challenges. In *Proceedings of the 17th ACM SIGKDD international conference on Knowledge discovery and data mining*, pp. 360–368, 2011.

[81] 佐々木夢, 荒堀喜貴, 串間宗夫, 荒木賢二, 横田治夫. 電子カルテシステムのオーダログ解析による医療行為の支援. 日本データベース学会和文論文誌, Vol. 14-J, No. 10, 2016.

[82] K. Uragaki, T. Hosaka, Y. Arahori, M. Kushima, T. Yamazaki, K. Araki, and H. Yokota. Sequential pattern mining on electronic medical records with handling time intervals and the efficacy of medicines. In *First IEEE workshop on ICT solutions for health, proc. 21st IEEE international symposium on computers and communications*, pp. 20–25, 2016.

[83] 保坂智之, 浦垣啓志郎, 荒堀喜貴, 串間宗夫, 山﨑友義, 荒木賢二, 横田治夫. 医療履歴の時系列解析におけるシーケンス間類似度評価による時間間隔調整の導入. In *DEIM Forum 2016*, pp. G7–5, 2016.

[84] Krist Wongsuphasawat and David Gotz. Exploring flow, factors, and outcomes of temporal event sequences with the outflow visualization. *IEEE Transactions on Visualization and Computer Graphics*, Vol. 18, No. 12, pp. 2659–2668, 2012.

[85] Adam Perer, Fei Wang, and Jianying Hu. Mining and exploring care pathways from electronic medical records with visual analytics. *Journal of biomedical informatics*, Vol. 56, pp. 369–378, 2015.

[86] Y. Honda, M. Kushima, T. Yamazaki, K. Araki, and H. Yokota. Detection and Visualization of Variants in Typical Medical Treatment Sequences. In *Proceeding of the 3rd VLDB workshop on data management and analytics for medicine and healthcare*, pp. 88–101, 2017.

[87] 本田祐一, 山田達大, 萱原正彬, Le Hieu Hanh, 串間宗夫, 小川泰右, 松尾亮輔, 山﨑友義, 荒木賢二, 横田治夫. 患者の固有情報及び動的状況を考慮したクリニカルパス分岐要因推定. In *DEIM Forum 2019*, pp. D1–5, 2019.

[88] 山田達大, 本田祐一, 萱原正彬, Le Hieu Hanh, 串間宗夫, 小川泰右, 松尾亮輔, 山﨑友義, 荒木賢二, 横田治夫. SID を保持するシーケンシャルパターンマイニングによるクリニカルパスバリアント分析. In *DEIM Forum 2019*, pp. D1–1, 2019.

[89] 堀埜裕, Le Hieu Hanh, 串間宗夫, 荒木賢二, 横田治夫. 検体検査履歴分析による検査項目組み合わせの推薦. In *DEIM Forum 2020*, pp. B6–5, 2020.

[90] 堀埜裕, Le Hieu Hanh, 山﨑友義, 荒木賢二, 横田治夫. 電子カルテ中の検体検査結果に基づく次の検査項目推薦の精度向上. 第 40 回医療情報学連合大会予稿集, pp. 694–699, 2020.

[91] 医療・介護・健診に関するビッグデータの統合解析によるエビデンスに基づく地域包括ケアシステムの実現に向けた取組みを始動. https://www.jst.go.jp/pr/announce/20171004/index.html.

[92] 千年カルテプロジェクト概要. https://www.gehr.jp/about/index.html.

[93] Seagaia meeting 2021 Online -パンデミック時代の EHR-. https://www.seagaia.org/~sg2021/.

[94] Douglas R. Hofstadter. GODEL, ESCHER, BACH: an Ethernal Golden Braid (邦題：「ゲーデル、エッシャー、バッハ　あるいは不思議の環」, 野崎昭弘, はやし・はじめ, 柳瀬尚紀訳) 白揚社, 1985.

[95] I.F. Ilyas and X. Chu. *Data Cleaning*. Association for Computing Machinery and Morgan & Claypool Publishers, 2019.

[96] KAKASI. http://kakasi.namazu.org/index.html.ja.

[97] JUMAN. https://nlp.ist.i.kyoto-u.ac.jp/?JUMAN.

[98] ChaSen. https://chasen-legacy.osdn.jp/.

[99] MeCab. https://taku910.github.io/mecab/.

[100] Introducing spaCy. https://explosion.ai/blog/introducing-spacy.

[101] GiNZA - Japanese NLP Library. https://megagonlabs.github.io/ginza/.

[102] Sam Henry, Kevin Buchan, Michele Filannino, Amber Stubbs. and Ozlem Uzuner. 2018 n2c2 shared task on adverse drug events and medication extraction in electronic health records. *Journal of the American Medical Informatics Association* Vol. 27, No. 1, pp. 3–12, 2020.

[103] 串間宗夫, 荒木賢二, 鈴木斎王, 荒木早苗, 仁鎌照絵. 胃癌入院患者の電子カルテ

テキストデータマイニング. 人工知能学会 第 25 回全国大会, pp. 1B2–NFC3–3, 2011.

[104] TETDM. https://tetdm.jp/pukiwiki/index.php.

[105] Rakesh Agrawal, Tomasz Imieliundefinedski, and Arun Swami. Mining Association Rules between Sets of Items in Large Databases. In *Proceedings of the 1993 ACM SIGMOD International Conference on Management of Data*, pp. 207–216, 1993.

[106] Rakesh Agrawal, Ramakrishnan Srikant, et al. Fast algorithms for mining association rules. In *Proc. 20th int. conf. very large data bases, VLDB*, pp. 487–499, 1994.

[107] Sergey Brin, Rajeev Motwani, Jeffrey D Ullman, and Shalom Tsur. Dynamic itemset counting and implication rules for market basket data. In *Proceedings of the 1997 ACM SIGMOD international conference on Management of data*, pp. 255–264, 1997.

[108] 岡本拓明, 横田治夫. 複数属性に着目したアクセス履歴からのページ推薦手法. 情報処理学会 WebDB フォーラム, 2009.

[109] 吉田誠, 小林隆志, 横田治夫. 公開されている論文 DB からのマクロ情報抽出に対するリサーチマイニング手法と他手法の比較. 情報処理学会論文誌データベース, Vol. 45, No. TOD 22, pp. 24–32, 2004.

[110] 藤原正和, 北西由武, 都地昭夫, 渡辺秀章. アソシエーション分析の医薬品副作用報告データベースへの適用. 第 2 期医薬安全性研究会第 17 回定例会, pp. 1–33, 2015.

[111] 香川璃奈, 篠原恵美子, 河添悦昌, 今井健, 大江和彦. 病名を介する検査推薦システム構築に向けた同時に行うべき検査項目ペアの自動抽出方法の開発. 医療情報学, Vol. 36, No. 3, pp. 113–122, 2016.

[112] David Skillicorn. Strategies for parallel data mining. *IEEE concurrency*, Vol. 7, No. 4, pp. 26–35, 1999.

[113] Jong Soo Park, Ming-Syan Chen, and Philip S Yu. Efficient parallel data mining for association rules. In *Proceedings of the fourth international conference on Information and knowledge management*, pp. 31–36, 1995.

[114] Jiawei Han, Jian Pei, and Yiwen Yin. Mining frequent patterns without candidate generation. *ACM sigmod record*, Vol. 29, No. 2, pp. 1–12, 2000.

[115] R. Agrawal and R. Srikant. Mining sequential patterns. In *Proceedings of the Eleventh International Conference on Data Engineering*, pp. 3–14, 1995.

[116] J. Pei, J. Han, B. Mortazavi-Asl, H. Pinto, Q. Chen, U. Dayal, and M. Hsu. PrefixSpan: Mining sequential patterns efficiently by prefix-projected pattern growth. In *Proceeding of 2001 international conference on data en-*

gineering, pp. 215–224, 2001.

[117] J. Ayres, J. Gehrke, T. Yiu, and J. Flannick. Sequential Pattern Mining using a Bitmap Representation. In *Proceedings of KDD2002*, pp. 429–435, 2002.

[118] Ramakrishnan Srikant and Rakesh Agrawal. Mining sequential patterns: Generalizations and performance improvements. In *International conference on extending database technology*, pp. 1–17. Springer, 1996.

[119] Mohammed J Zaki. Spade: An efficient algorithm for mining frequent sequences. *Machine learning*, Vol. 42, No. 1, pp. 31–60, 2001.

[120] Wensheng Gan, Jerry Chun-Wei Lin, Philippe Fournier-Viger, Han-Chieh Chao, and Philip S Yu. A survey of parallel sequential pattern mining. *ACM Transactions on Knowledge Discovery from Data (TKDD)*, Vol. 13, No. 3, pp. 1–34, 2019.

[121] Z. Huang, X. Lu, and H. Duan. On mining clinical pathway patterns from mediacal behaviors. In *Artificial intelligence in medicine 56*, pp. 35–65, 2012.

[122] 浦垣啓志郎, 保坂智之, 荒堀喜貴, 串間宗夫, 荒木賢二, 横田治夫. 電子カルテの投薬履歴における薬効に着目した医療行為パターンの抽出. In *DEIM Forum 2016*, pp. G7–5, 2016.

[123] Xifeng Yan, Jiawei Han, and Ramin Afshar. CloSpan: Mining: Closed Sequential Patterns in Large Datasets. In *Proceedings of the 2003 SIAM International Conference on Data Mining*, pp. 166–177, 2003.

[124] J. Wang and J. Han. BIDE: Efficient Mining of Frequent Closed Sequences. In *Proceedings. 20th International Conference on Data Engineering*, pp. 79–90, 2004.

[125] Antonio Gomariz, Manuel Campos, Roque Marin, and Bart Goethals. ClaSP: An Efficient Algorithm for Mining Frequent Closed Sequences. In *Advances in Knowledge Discovery and Data Mining*, 2013.

[126] V. P. Raju and G. S. Varma. Mining Closed Sequential Patterns in Large Sequence Databases. *International Journal of Database Management Systems*, Vol. 7, No. 1, pp. pp.29–19, 2015.

[127] Hieu Hanh Le, Henrik Edman, Yuichi Honda, Muneo Kushima, Tomoyoshi Yamazaki, Kenji Araki, and Haruo Yokota. Fast Generation of Clinical Pathways Including Time Intervals in Sequential Pattern Mining on Electronic Medical Record Systems. In *Proceeding of the fourth International Conference on Computational Science and Computational Intelligence (CSCI 2017)*, pp. 1726–1731, 2017.

[128] Qiang Song, Takayuki Kawabata, Fumiaki Ito, Yousuke Watanabe, and

Haruo Yokota. File and Task Abstraction in Task Workflow Patterns for File Recommendation using File-access Log. *IEICE Transactions on Information and Systems*, Vol. E97-D, No. 4, pp. 634–643, 2014.

[129] 永田靖, 棟近雅彦. 多変量解析法入門. サイエンス社, 2001.

[130] Boris Mirkin. *Core Data Analysis: Summarization, Correlation and Visualization*. Springer, 2019.

[131] DBSCAN. https://cran.r-project.org/web/packages/dbscan/index.html.

[132] Roger N Shepard and Phipps Arabie. Additive clustering: Representation of similarities as combinations of discrete overlapping properties. *Psychological Review*, Vol. 86, No. 2, p. 87, 1979.

[133] 診療群分類 (DPC) コードの上 6 桁一覧. https://hodanren.doc-net.or.jp/kaigo2018/2018dpccode.pdf.

[134] Boon Keong Seah. An application of a healthcare data warehouse system. In *Third International Conference on Innovative Computing Technology (INTECH 2013)*, pp. 269–273. IEEE, 2013.

[135] Daniel D Lee and H Sebastian Seung. Learning the parts of objects by non-negative matrix factorization. *Nature*, Vol. 401, No. 6755, pp. 788–791, 1999.

[136] 住谷有規, 中田和秀, 松田敦義, 荒木賢二. 行列因子分解を使用した個別患者ごとの疾病予測およびリレーショナルデータマイニング. 第 40 回医療情報学連合大会, pp. 3–G–3–04, 2020.

[137] Ajit P Singh and Geoffrey J Gordon. Relational learning via collective matrix factorization. In *Proceedings of the 14th ACM SIGKDD international conference on Knowledge discovery and data mining*, pp. 650–658, 2008.

[138] E Feigenbaum and B Buchanan. DENDRAL and META-DENDRAL: Roots of knowledge systems and expert system applications. *Artif. Intell*, Vol. 59, No. 1-2, pp. 233–240, 1994.

[139] Edward H Shortliffe, Randall Davis, Stanton G Axline, Bruce G Buchanan, C Cordell Green, and Stanley N Cohen. Computer-based consultations in clinical therapeutics: explanation and rule acquisition capabilities of the MYCIN system. *Computers and biomedical research*, Vol. 8, No. 4, pp. 303–320, 1975.

[140] Victor L Yu, Lawrence M Fagan, Sharon M Wraith, William J Clancey, A Carlisle Scott, John Hannigan, Robert L Blum, Bruce G Buchanan, and Stanley N Cohen. Antimicrobial selection by a computer. a blinded evaluation by infectious diseases experts. *Jama*, Vol. 242, No. 12, pp. 1279–1282, 1979.

[141] John McCarthy and Patrick J Hayes. Some philosophical problems from the standpoint of artificial intelligence. In *Readings in artificial intelligence*, pp. 431–450. Elsevier, 1981.

[142] 小林慎治. 用語集の整備と情報モデルの開発、そして標準化. 保険医療科学, Vol. 68, No. 3, pp. 229–234, 2019.

[143] Tom Gruber. A translation approach to portable ontology specifications. *Knowledge Acqusition*, Vol. 5, No. 3, pp. 199–220, 1993.

[144] 今井健, 古崎晃司, 国府裕子, 山縣友紀, 溝口理一郎, 大江和彦. 我が国における臨床医学オントロジー研究開発の現状と今後の展望. 人工知能学会言語・音声理解と対話処理研究会 (SLUD) 医療情報コミュニケーションシンポジウム, 2011.

[145] Ron Kohavi, et al. A study of cross-validation and bootstrap for accuracy estimation and model selection. *Ijcai*, Vol. 14, No. 2, pp. 1137–1145, 1995.

[146] Asela Gunawardana and Guy Shani. A survey of accuracy evaluation metrics of recommendation tasks. *Journal of Machine Learning Research*, Vol. 10, No. 12, 2009.

[147] Tianfeng Chai and Roland R Draxler. Root mean square error (rmse) or mean absolute error (mae)?–arguments against avoiding rmse in the literature. *Geoscientific model development*, Vol. 7, No. 3, pp. 1247–1250, 2014.

[148] Brian McFee and Gert RG Lanckriet. Metric learning to rank. In *ICML*, 2010.

[149] 宮崎大学医学部附属病院クリニカルパス. http://www.med.miyazaki-u.ac.jp/home/clinicalpathway/.

[150] 四国がんセンタークリニカルパス. https://shikoku-cc.hosp.go.jp/hospital/support/clinical_path/.

[151] 山口瞳, 開高健, 佐治敬三. やってみなはれ　サントリーの 70 年 (新潮文庫版：やってみなはれ　みとくんなはれ, 2003 年). 凸版印刷, 1969.

[152] 坂本任駿, 小林莉華, Le Hieu Hanh, 松尾亮輔, 山崎友義, 荒木賢二, 横田治夫. 頻度と実施時刻によるグループ化を採り入れたシーケンス解析に基づく医療指示推薦. In *DEIM Forum 2021*, pp. B6–5, 2020.

[153] D3.js. https://d3js.org.

[154] 小林莉華, 坂本任駿, Le Hieu Hanh, 荒木賢二, 横田治夫. 動的な患者情報を用いた医療行為推薦を支援するための医療シーケンスの可視化. In *DEIM Forum 2021*, pp. B6–5, 2020.

[155] Susan Ratcliffe (eds.). *Oxford Essential Quatation*. Oxford University Press, 2018.

[156] C.W. ニコル. 誇り高き日本人でいたい. アートディズ, 2004.

[157] 山元理絵, 小林大, 吉原朋宏, 小林隆志, 横田治夫. アクセスログに基づく web

ページ推薦における lcs の利用とその解析. 情報処理学会論文誌データベース, Vol. 48, No. TOD 34, pp. 38–48, 2007.

[158] 佐々木夢, 荒堀喜貴, 串間宗夫, 荒木賢二, 横田治夫. 電子カルテシステムのオーダログデータ解析による医療行為の支援. In *DEIM Forum 2015*, pp. G5–1, 2015.

[159] 社会的課題解決型データサイエンス・AI 研究推進体シンポジウム—千年カルテを活用した診療ベストプラクティス分析を中心に—(2020 年 9 月 11 日開催). http://dsai.c.titech.ac.jp/notice-of-dsai-symposium/.

[160] Haruo Yokota. Information Technologies for the Secondary Use of Electronic Medical Records. In *Keynote of the 15th International Conference on Ubiquitous Information Management and Communication (IMCOM2021)*, 2021.

あとがき

それが日本の未来へのプレゼントになる行為だと理解してくれる人は，
ほんのわずかしかいなかった.

——C. W. ニコル[1]

電子カルテ二次利用研究の土台

エビデンスに基づく医療支援を目指した電子カルテの二次利用のアプローチ
を中心に，医療・健康・介護情報の電子化の状況や関連する様々な技術の紹介
を交えて述べてきた. そのなかの，電子カルテの二次利用の技術の核として重
要となる解析や推薦の手法に関して，電子カルテとは異なる対象について以前
から研究を行っていたことが土台となっている.

例えば，オフィスのワークフローの解析として，オフィスで蓄積されたファ
イルのアクセス履歴を抽象化してシーケンシャルパターンマイニングの技術を
適用して解析し，新人が次に参照すべきファイルを推薦するといった研究を
行っていた [128]. さらに遡ると，研究論文データベースの各研究論文の参考
文献にデータマイニングを適用して，論文間の相関や論文の流れを調べる研究
や [109]，Web のクリックアクセスの履歴に相関ルールマイニング [108]，最
長共通部分列抽出 (LCS: Longest Common Subsequence) の手法を適用 [157]
して，次にアクセスすべき Web ページを推薦する研究等も行っていた.

---

[1] C. W. ニコル (C. W. Nicol) は，英国南ウェールズ出身の作家，環境保護活動家. 日本
国籍を取得し，森林保護のため，私費を投じて長野県の黒姫に「アファンの森」を創設. こ
の一節は，『誇り高き日本人でいたい』[156] の p.160 より抜粋.

　それらの各種研究や，さらにデータベースの OLTP・OLAP の研究，ストレージや IoT のセキュリティ・ディペンダビリティに関する研究等，これまでの様々な研究で培った知見が，医療・健康・介護情報の解析や推薦のアプローチにつながっている．本書の中では，そのような技術との関連をできるだけ示すように心がけた．

宮崎大学医学部附属病院の関係者皆様への感謝

　本書の基となる電子カルテの解析に関する研究を進めるにあたっては，非常に多くの方々にご協力いただいた．特に，宮崎大学医学部附属病院病院 IR 部の皆様には，大変お世話になった．そもそも，「まえがき」に書いたように，宮崎大学医学部附属病院の荒木賢二教授との出会いが，電子カルテ解析の研究に取り掛かり始めたきっかけである．荒木教授には，それだけでなく，専門知識に基づく方向付けや，研究を進める上で必要となる医学や電子カルテに関する様々な知識を与えていただいた．この場を借りて，心からの感謝を伝えたい．

　また，宮崎大学医学部附属病院 IR 部の鈴木斎王先生，山﨑友義先生，串間宗夫先生，小川泰右先生，松尾亮輔先生にも，様々な知識の提供，活発なご議論，サポート等をいただいている．特に，山﨑先生には，解析における具体的な課題に関して，豊富な知識を基に親身に議論していただき，様々なアドバイスをいただいた．加えて，本書の医学的表現に関する確認もしていただいた．また，鈴木先生からも実際の臨床のご経験に基づく貴重なご意見をいただくことができた．さらに，串間宗夫先生，小川先生，松尾先生には，実験に用いる電子カルテデータの抽出や匿名化，物理的なデータの移動，宮崎大学における実験環境の構築等，本当にお世話になった．改めて御礼申し上げたい．

研究室の電子カルテ解析小史

　歴代の東京工業大学情報理工学院横田研究室の学生諸君にも，卒業研究，修士研究として，一緒に研究に携わってもらい，宮崎大学附属病院の電子カルテデータを使った実験を実際に行ってもらった．さらに，その中で生まれた様々なアイデアをもらった．彼らの努力がなければ，研究は進まなかった．以下は，それを年代別に簡単に示したものである．

- 横田研究室で，最初に電子カルテの研究に取り掛かってくれたのは，2014 年に卒業した牧原健太郎君で，医療指示列にアプリオリアルゴリズムを適用して頻出シーケンスを抽出してくれた [78]．

- 2015 年，佐々木夢君が，PrefixSpan による TI-SPM で医療指示の時間間隔を取り入れた解析をしてくれた [158, 81]．

- 2016 年，I-Prefixspan では事前にタイムインターバル (TI) を定めておく必要があったため，浦垣啓志郎君が，統計的に時間間隔情報を抽出する T-PrefixSpan を開発し，薬剤名の代わりに薬効で生成パターン数を減らした結果を出してくれた [122, 82]．

- 同じく 2016 年，保坂智之君がシーケンス間の類似度評価による時間間隔調整の方法を提案・実現してくれた [83]．

- 2017 年，本田祐一君が，抽出した医療指示シーケンスのバリアントを抽出する方法とその可視化の方法を提案・実現してくれた [86]．

- さらに 2019 年，本田祐一君が，医療指示シーケンスバリアントの分岐要因を，多変量解析により推定する方法も提案・実現してくれた [87]．

- 同じく 2019 年，山田達大君が医療指示シーケンスのバリアントの安全性や効率性を比較する手法を提案・実現してくれた [88]．

- 同じく 2019 年，萱原正彬君がブロックチェーン技術を電子カルテに適用して共有範囲を設定できるようにするための手法の提案・実現をしてくれた [48]．

- 2020 年，堀埜裕君が検体検査履歴分析による検査項目の組み合わせの推薦方法を提案・実現してくれた [89, 90]．

- 2021 年，坂本任駿君が頻度と実施時刻によるグループ化を採り入れたシーケンス解析に基づく医療指示推薦方法の提案・実装をしてくれた [152]

- 同じく 2021 年，小林莉華さんが動的な患者情報を用いた医療行為推薦を支援するための医療シーケンスの可視化の提案・実装をしてくれた [154]．

- 同じく 2021 年，萱原正彬君がブロックチェーン上データ解析用オフチェーン DB の改ざん検知と解析結果保証の方法を提案・実装してくれた [56]

現役の堀埜裕君，李玉清君，王安君らも引き続き研究を推進してくれている．そして，横田研究室の荒堀喜貴助教，Le Hieu Hanh 助教は，その間，学生の研究の面倒を見ながら，研究推進を支えてくれた．特に，Le Hieu Hanh 助教は，実験環境を整えると同時に，解析処理の高速化 [127] やプライバシー保護の検討 [42] を行い，成果を出してくれている．なお，現在，本研究の一部は，日本学術振興会科学研究費補助金基盤研究 (B)(#20H04192) の助成により行われている．

さらに 2019 年からは，東京工業大学工学院経営工学系の中田和秀教授と中田研究室修士の住谷有規君，株式会社ログビーの松田敦義氏らも，宮崎大学医学部付属病院との共同研究に加わり，一緒に電子カルテ解析に関する大変有意義な議論を行っている．2020 年 9 月 11 日には，そのメンバーを中心に，「社会的課題解決型データサイエンス・AI 研究推進体シンポジウム―千年カルテを活用した診療ベストプラクティス分析を中心に―」と題したイベントを開催し，110 名を超える参加があった [159]．また，電子カルテ解析のアプローチについて国際会議で招待講演を行う機会も得た [160]．

COVID-19 の影響

本書の執筆を思い立ったのは，上記シンポジウムと前後し，次世代医療基盤法が施行され，4.4.5 項で紹介した「千年カルテプロジェクト」が本格的に動き出したことなどから，医療・健康・介護情報を解析するための情報を共有することの重要性を認識したことにある．また，ちょうど本書の執筆を考え出したころに，新型コロナウイルス感染症（COVID-19）のパンデミックが始まり，そのような新興感染症拡大に少しでも役立てられればと思ったところも大きい．

実際のところは，大学において学院長の業務で多忙な時期でもあり，執筆を思いついても，なかなか執筆の時間が取れないと諦めていた時もあった．その中で，COVID-19 の蔓延の影響により，学内のイベントや会議の開催が減り，執筆の余裕が生まれたというある意味でのコロナ禍の副作用もあった．とはいえ，平日の帰宅後に執筆の時間を取ることは難しく，もっぱら土日，休日をそれに充てたため，家族の理解がないと進めることはできなかった．理解してくれた家族にも感謝したい．

実社会貢献への思い

　情報工学分野，特にデータ工学分野の研究者として，以前から研究内容を実際の社会へ役立てたいという希望をもち，研究を続けてきた．研究活動を始めた当初から，情報の基盤を提供するためという認識で，データフローマシンやデータベースマシンの研究を行い，論理型言語とデータベースを結びつける研究や，並列データベースの高速化に向けた並列インデックスの構成に関する研究，あるいは高信頼ストレージシステム，低消費電力システムのデータ配置の研究等を行ってきた．現在も電子カルテの研究と平行して，OLTP と OLAP の一貫性を保った連携の研究等を行っている．

　一方，研究生活の後半になって，データベース等に蓄積されたデータをいかに有効に活用するかという点にも重心を置くようになった．その一環として，オフィスのワークフローや Web や論文の履歴を解析するようになり，電子カルテの解析にたどり着いた．多くの方々からのご助力により，見えてきた部分も多い．

　電子カルテの解析による医療支援の可能性を探ることで，より直接的に実際の社会に役立つことができれば本望である．本書は，あくまでもデータ工学の研究者の立場から執筆したものであり，医学的には不十分な部分も多々あると思われるが，本書がきっかけとなって医療・健康・介護情報の解析にまつわる研究が活性化し，医療の発展に少しでも貢献できればと願ってやまない．

横田　治夫

索　引

【欧字】

γ-GTP: γ-glutamyl transpeptidase, 11

A/B テスト, 171
ACID 性, 60
Additive Clustering, 135
Additive Homomorphic Encryption, 56
AES: Advanced Encryption Standard, 49
Albumin, 11
ALT: Alanine Aminotransferase, 11
Apriori, 92
AprioriAll, 105
Association Rule, 93
Association Rule Mining, 92
AST: Aspartate Aminotransferase, 11
Asymmetric-key Cryptosystem, 49
ATNA: Audit Trail and Node Authentication, 74, 208
Atomicity, 60
AutoEncoder, 148

Basket Analysis, 61, 92
BBS(Blaze, Bleumer, Strauss) 暗号, 53
BI Tools: Business Intelligence Tools, 138
Blockchain, 43

CA: Certification Authority, 50
CDA: Clinical Document Architecture, 9, 73, 207
CFS: Cryptorchidism Fusion Surgery, 179
Clinical Pathway, 16
Clustering, 135
CMF: Collective Matrix Factorization, 146
CNN: Convolution Neural Network, 148
Common-key Cryptosystem, 48
Complication Risk, 131
Confidence, 93
Consistency, 60
conviction, 95
Creatinine, 12
Cross-Validation, 172

Data Cleaning, 84
Data Cleansing, 84
Data Utility, 46
DBSCAN: Density Based Spatial Clustering of Applications with Noise, 135
Deap Learning, 148
decrypt, 50
DENDRAL, 151
Dependability, 40
DES: Data Encryption Standard, 49
Deterministic Encryption, 55
Dice 操作, 143
DICOM: Digital Imaging and Communications in Medicine, 14, 74, 205, 208
Differential Privacy, 46

Dimension Tables, 140
diversity, 46
DM: Data Mining, 82
DPC コード, 18, 139
DPC/PDPS:Diagnosis Procedure Combination / Per-Diem PaymentSystem, 18
Drill-Down 操作, 143
Drill-Up 操作, 143
DTD: Document Type Definition, 7
Durability, 60
DWH: Data Warehouse, 61

EBM: Evidence-Based Medicine, 17
eGFR: estimated Glomerular Filtration Rate, 12
EHR: Electronic Health Record, 20, 202
Electronic Receipt, 18
Electronic Signature, 52
ElGamal, 49
EMR: Electronic Medical Record, 4
encrypt, 50
EoD: Encrypt on Disk, 48
EoW: Encrypt on Wire, 48
Erasure Code, 41
ETL: Extract Transform Load, 84
Expert System, 151
Explainable Deep Learning, 150

F-measure, 172
Fact Table, 140
Fault Tolerance, 40
FHIR: Fast Healthcare Interoperability Resources, 9, 73, 207
FP(Frequent Pattern)-Tree, 101
FP-growth アルゴリズム, 101
Fully Homomorphic Encryption, 56

GAN: Generative Adversarial Network, 148
GDPR: General Data Protection Regulation, 38, 208
Genome, 15
GiNZA, 89
GOT: Glutamic Oxaloacetic

Transaminase, 11
GPSP: Good Post-marketing Study Practice, 157
GPT: Glutamic Pyruvic Transaminase, 11
GSP, 109

HDD: Hard Disk Drive, 25
HE: Homomorphic Encryption, 56
Hepatectomy, 179
High Availability, 40
High Reliable Design, 40
HL7: Health Level Seven, 9, 73, 207
Hold-out Validation, 172
HPKI: Healthcare Public Key Infrastructure, 53
HyperText Transfer Protocol, 51

I-Appriori, 115
I-PrefixSpan, 115
ICD10: International Code of Disease version 10, 74, 156, 208
identifier, 44
IHE: Integrating the Healthcare Enterprise), 74, 208
Indicator, 130
Inspection Item Vector, 170
Inspection Item vector, 136
Inspection Result Vector, 137, 170
Inspection Type, 136
IoMT: Internet of Medical Things, 201, 203
IoT: Internet of Things, 21, 201
Isolation, 60

J-MIMO: Japan Medical Association Medical Information Management Organization, 39, 79

k-匿名化, 45
k-Anonymity, 45
k-means 法, 135
Karte, 4
KDD: Knowledge Discovery in Databases), 83

l-diversity, 46

l-多様性, 46
LCS: Longest Common Subsequence, 125
LDH: Lactate Dehydrogenase, 11
LDI: Life Data Initiative, 39, 80
lift, 95
LSTM: Long Short-Term Memory, 148

Machine Learning, 148
MAE: Mean Absolute Error, 173
MAP: Mean Average Precision, 173
Matrix Factorization, 144
Mean Cost, 130
Mean Staying days, 131
Medical Image, 13
Medical Order, 2, 76
Medical Record, 4
Merged Sequence, 126
Minimum Confidence, 93
Minimum Support, 93
Mining, 82
Mirroring, 41
MML: Medical Markup Language, 7, 73
MOLAP: Multidimensional OnLine Analytical Processing, 61
Morpheme, 88
Morphological Analysis, 88
MRR: Mean Reciprocal Rank, 173
MTTDL: Mean Time To Data Loss, 42
MTTF: Mean Time To Failure, 42
Multiplicative Homomorphic Encryption, 56
MYCIN, 151

Named Entity, 89
NDB: National Database of Health Insurance Claims and Specific Health Checkups of Japan, 20
NDCG: Normalized Discounted Cumulative Gain, 173
Neural Network, 148, 160
NHL-A: Non Hodgkin lymphoma Antimetabolite, 179
NMF: Non-negative Matrix Factorization, 144

OECD 8 原則, 37
OLAP: OnLine Analytical Processing, 61
OLTP: OnLine Transaction Processing, 61
Ongology, 157
Opt-in, 39
Opt-out, 39
Order Entry System, 2
Ordering System, 2

Paillier, 49
PDQ: Patient Demographics Query, 74, 208
PHR: Personal Health Record, 21, 202
Pivot 操作, 143
PIX: Patient Identifier Cross-reference), 74, 208
PKI: Public Key Infrastructure, 52, 205
PMD: Physiological Measurement Data, 20
Precision, 172
Precision-Recall Curve, 173
Prefix, 109
PrefixSpan, 109
Primary-Backup, 41
Probabilistic Encryption, 55
Projected Database, 110
Proxy Reencryption, 53
PR 曲線, 173
Public-key Cryptosystem, 49

quasi-identifier, 44

RAID:Redundant Array of Inexpensive (Independent) Disks, 41
RDBMS: Relational Database Management System, 60
Real World Data, 153
Recall, 172

Receipt, 18
Receiver Operating Charastic Curve, 173
Recommendation, 160
Relation Extraction, 90
Rezept, 18
RFA: Radiofrequency Ablation, 179
RMSE: Root Mean Square Error, 173
RNN: Recurrent Neural Network, 148
ROC 曲線, 173
ROLAP: Relational OnLine Analytical Processing, 142
Rollup 操作, 143
RSA: Rivest, Shamir, Adleman, 49

Sensitive Data, 44
Seriousness Risk, 131
SGML: Standard Generalized Markup Language, 7
Slice 操作, 143
SNOMED-CT, 156
spaCy, 89
SPADE, 109
SPAM, 109
SPM: Sequential Pattern Mining, 105
SPV: Sequential Pattern Variants, 124
SQL, 58
SS-MIX ストレージ, 58, 74
SSD: Solid State Drive, 25
SSL/TSL, 49
Star Schema, 140
Storage System, 41
Support, 93
Symmetric-key Cryptosystem, 49

t-closeness, 47
T-Cspan, 121
T-PrefixSpan, 116
t-近似性, 47
Test Set, 171
TETDM: Total Environment for Text Data Mining, 91
Text Mining, 88

Time-Interval Sequence, 114
top-k 推薦, 164
Training Set, 171
Trapdoor, 56
TUR-Bt: Transurethral Resection of a Bladder tumor, 179

Uric Acid, 12

View Materialization, 142
Vital Signs, 21

Well-formed, 8

XDS: Cross Enterprise Document Sharing, 74, 208
XML: Extensible Markup Language, 7

【ア行】

アスパラギン酸アミノ基転移酵素, 11
アソシエーションルールマイニング, 92
アプリオリアルゴリズム, 92
アラニンアミノ基転移酵素, 11
アルブミン, 11
暗号化, 50

医事会計システム, 18
意思決定支援, 61
一貫性, 60
一般データ保護規則, 38, 208
遺伝子情報, 15
医用画像, 13
医療オーダ, 2, 76
医療指示, 2, 76
インフォームドコンセント, 175

ウェアラブル計測装置, 21
ウォード法, 135

エキスパートシステム, 151
エビデンスベース医療, 153
F 値, 172
エンクリプト・オン・ディスク, 48
エンクリプト・オン・ワイヤ, 48

オーダエントリシステム, 2
オーダリングシステム, 2

オプトアウト, 39
オプトイン, 39
オントロジー, 157
オンライン解析処理, 61
オンライントランザクション処理, 61

【カ行】

確信度, 93
確定的暗号化, 55
確率的暗号化, 55
加法準同型暗号, 56
カルテ, 4
関係抽出, 90
関係データベース管理システム, 60
関係データモデル, 58
肝切除術, 179
完全準同型暗号, 56
ガンマ・グルタミル・トランスペプチダー
　　ゼ, 11

機械学習, 148
協調フィルタリング, 160
共通鍵暗号方式, 48
行列因子分解, 144

クラウドサービス, 27
クラスタリング, 135
クリニカルパス, 16
グルタミン酸オキサロ酢酸トランスアミ
　　ナーゼ, 11
グルタミン酸ピルビン酸転移酵素, 11
クレアチニン, 12
群平均法, 135

形態素, 88
形態素解析, 88
経皮的ラジオ波焼灼療術, 179
ゲノム, 15
検査結果ベクトル, 137, 170
検査項目ベクトル, 136, 170
検査タイプ, 136
原子性, 60
検体検査, 76
検体検査, 10
見読性, 35

検歴データ, 10

公開鍵暗号基盤, 52, 205
公開鍵暗号方式, 49
高可用性, 40
交差検証, 172
高信頼設計, 40
個人健康記録, 21, 202
個人情報保護法, 37
固有表現, 89
コンテンツベースフィルタリング, 160

【サ行】

再帰型ニューラルネットワーク, 148
再現率, 172
最小確信度, 93
最小支持度, 93
最短距離法, 135
最長共通部分列, 125
サブシーケンス, 103
差分プライバシー, 46

シーケンシャルパターンバリアント, 124
シーケンシャルパターンマイニング, 105
シーケンスの分岐, 124
識別子, 44
支持度, 93
次世代医療基盤法, 38
持続性, 60
実体化ビュー, 142
指標, 130
射影データベース, 110
集合的行列因子分解, 146
重心法, 135
重篤度リスク, 131
準識別子, 44
準同型暗号, 56
消失訂正符号, 41
乗法準同型暗号, 56
真正性, 35
深層学習, 148
診療群分類別支払い制度, 18
診療録, 4

推算糸球体濾過量, 12

推薦, 160
スタースキーマ, 140
ストレージシステム, 41

整形式, 8
静的要因, 133
生理計測データ, 20
セカンドオピニオン, 175
説得性, 95
説明可能深層学習, 150
センシティブデータ, 44
千年カルテプロジェクト, 39, 80

相関ルール, 93
相関ルールマイニング, 92

【タ行】

耐故障性, 40
対称鍵暗号方式, 49
タイムインターバルシーケンス, 114
多次元 OLAP, 61
多層ニューラルネットワーク, 148
畳み込みニューラルネットワーク, 148
多変量解析, 132
多様性, 46

中間者攻撃, 50

ディペンダビリティ, 40
ディメンションテーブル, 140
停留精巣固定術, 179
データウェアハウス, 61
データクリーニング, 84
データクレンジング, 84
データマイニング, 82
データ有用性指標, 46
適合率, 172
テキストマイニング, 75, 88
テストセット, 171
電子カルテ, 4
電子健康記録, 20, 202
電子署名, 52
電子保存の三原則, 36
電子レセプト, 18

動的要因, 133

匿名加工医療情報, 39
匿名加工認定事業者連絡協議会, 40
独立性, 60
トラップドア, 56
トレーニングセット, 171

【ナ行】

内容ベースフィルタリング, 162

【ナ行】

日本医師会医療情報管理機構, 39, 79
乳酸脱水素酵素 , 11
ニューラルネットワーク, 148, 160
尿酸, 12
尿潜血, 12
認証局, 50
認定事業者, 39
認定匿名加工医療情報作成事業者, 39

【ハ行】

ハードディスクドライブ, 25
バイタルサイン, 21
バスケット分析, 61, 92
パルスオキシメータ, 202
半導体ディスク, 25

ビジネスインテリジェンスツール, 138
非対称鍵暗号方式, 49
非負値行列因子分解, 144
非ホジキンリンパ腫代謝拮抗剤療法, 179
秘密分散, 63
標準診療計画, 16
頻出クローズドシーケンシャルパターン,
　119
頻出シーケンシャルパターン, 104

ファクトテーブル, 140
フォールトトレランス, 40
復号化, 50
プライマリバックアップ, 41
フレーム問題, 152
プレフィックス, 109
プレフィックススパン, 109
プロキシ再暗号化, 53

ブロックチェーン, 43

平均コスト, 130
平均在院日数, 131
併合シーケンス, 126
ベイジアンネットワーク, 160
併発症発生リスク, 131

膀胱悪性腫瘍手術, 179
ホールドアウト検証, 172
保険医療福祉分野公開鍵基盤, 53
保存性, 35

【マ行】

マークアップ言語, 7
マイニング, 82

ミラーリング, 41

【ヤ行】

要配慮個人情報, 37
要配慮データ, 44

【ラ行】

ライフデータイニシアティブ (LDI), 39,
　　80
乱雑化, 46

リアルワールドデータ, 153
リフト値, 95
リレーショナルモデル, 58

レコメンデーション, 160
レセプト, 18
レセプト情報・特定健診等情報データ
　　ベース, 20

MEMO

MEMO

MEMO

【著者紹介】

横田治夫（よこた はるお）

1982 年　東京工業大学大学院理工学研究科情報工学専攻修士課程修了
　　　　　株式会社富士通研究所，財団法人新世代コンピュータ技術開発機構研究所研究員，
　　　　　北陸先端科学技術大学院大学助教授を経て現職．
現　在　東京工業大学情報理工学院 教授，博士（工学）
　　　　　電子情報通信学会フェロー，情報処理学会フェロー
　　　　　日本データベース学会理事，人工知能学会会員，医療情報学会会員
　　　　　IEEE senior member，ACM member，IFIP WG10.4 member
専　門　情報工学（データ工学，データベース）
著訳書　『トランザクション処理―概念と技法（上下巻）』（共訳，日経 BP 社，2001）
　　　　　"*Nontraditional Database Systems*"（分担執筆，Taylor & Francis，2002）
　　　　　"*Input/Output in Parallel and Distributed Computer System*"（分担執筆，Kluwer Academic Publishers，1996）
　　　　　『IT ホワイトボックス Vol. 5 PC 編 第 20 回〔DVD〕』（NHK エンタープライズ，2009）

電子カルテデータ解析
医療支援のための
エビデンス・ベースド・アプローチ
Electronic Medical Record Data Analysis:
Evidence-Based Approaches for Medical Support

2022 年 3 月 15 日　初版 1 刷発行

著　者　横田治夫　ⓒ 2022
発行者　南條光章
発行所　**共立出版株式会社**
〒 112-0006
東京都文京区小日向 4-6-19
電話番号　03-3947-2511（代表）
振替口座　00110-2-57035
www.kyoritsu-pub.co.jp

印　刷　錦明印刷
製　本

検印廃止
NDC 498, 007.6
ISBN 978-4-320-12482-0

一般社団法人
自然科学書協会
会員

Printed in Japan